营养瘦孕：
怀孕就要这样吃

李宁◎著

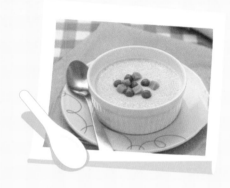

浙江出版联合集团
浙江科学技术出版社

图书在版编目（CIP）数据

营养瘦孕：怀孕就要这样吃／李宁著. —杭州：浙江科学技术出版社，2017.6

（准妈妈的怀孕指南）

ISBN 978-7-5341-7504-6

Ⅰ.①营⋯　Ⅱ.①李⋯　Ⅲ.①妊娠期－饮食营养学－基本知识　Ⅳ.①R153.1

中国版本图书馆CIP数据核字（2017）第052102号

营养瘦孕：怀孕就要这样吃

李宁 著

责任编辑：王巧玲　仝　林	**责任印务**：田　文
责任校对：马　融	**特约编辑**：王世琛
责任美编：金　晖	**美术编辑**：吴金周

出版发行：浙江科学技术出版社
　　　　　　地址：杭州市体育场路347号
　　　　　　邮政编码：310006
　　　　　　联系电话：0571-85170300转61704

图书策划：日知图书（www.rzbook.com）

印　　刷：北京艺堂印刷有限公司

经　　销：全国各地新华书店

开　　本：720×1000　1/16

字　　数：180千字

印　　张：12

版　　次：2017年6月第1版

印　　次：2017年6月第1次印刷

书　　号：ISBN 978-7-5341-7504-6

定　　价：39.90元

◎如发现印装质量问题，影响阅读，请与出版社联系调换。

孕产期，你吃对了吗？

在备孕期间，孕妈妈需要注意补充哪些营养素？

怎样才能达到备孕期间的膳食平衡？

孕期的40周里，有哪些饮食问题需要孕妈妈特别注意？

如何吃对、吃好，保证孕妈妈和胎宝宝的营养？

宝宝出生以后，怎样通过食疗缓解孕妈妈产后的不适症状？

在备孕、怀孕和产后哺乳期间，以上这些问题可能都是孕妈妈们心中的疑惑。在多年营养师的工作中，我在门诊时也遇到过许多前来咨询孕期营养问题的孕妈妈。根据科学研究，孕妈妈的饮食营养对胎宝宝的生长和发育有着至关重要的影响，对宝宝出生后的健康状况也起着关键作用，所以，注重孕期的饮食调养是孕妈妈的必修课。

为此，我编撰了这样一本专门为孕妈妈们准备的营养指南。根据孕产期各阶段的营养需求不同，精心提供了有针对性的营养辅导，系统地分析了孕妈妈在备孕、怀孕及产后哺乳期间的营养需求和饮食原则，对孕妈妈孕产期的各阶段进行了科学的饮食指导。此外，书中提供的孕期各阶段推荐菜谱，都是生活中常见的菜品，并且针对孕妈妈的身体变化，给出科学的营养搭配。同时，书中还给予了孕妈妈全方位的保健指导，不仅帮助孕妈妈摄入合理均衡的营养、强化补充重要营养素，给孕妈妈和胎宝宝提供最好的营养指导，更提供了产后的锻炼方式及心理健康上的指导，让孕妈妈的孕期过得更加平安、健康。

衷心希望在这本书的帮助下，让更多的孕妈妈营养备孕、安心养胎、产后无忧，轻轻松松地通过食补孕育出健康的宝宝，完成营养瘦孕的美丽旅程！

李宁

Contents 目录

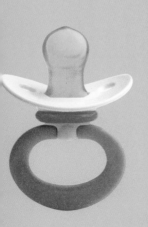

PART **2** 月月不同，
一人吃，两人补

▶ Chapter 1

孕1月："中奖"后，别忘了继续加油

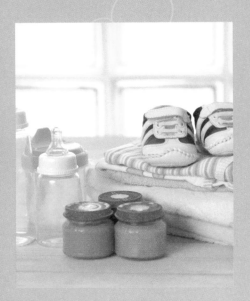

PART 1

迎接新生命，
准爸妈准备好了吗?

准备要宝宝的准爸准妈,
可是要面临一场不小的考验,
让身体和心理都做好准备,
迎接新生命吧。

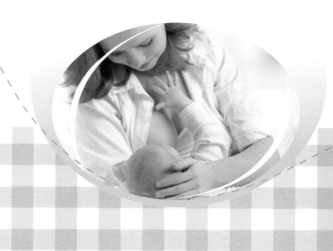

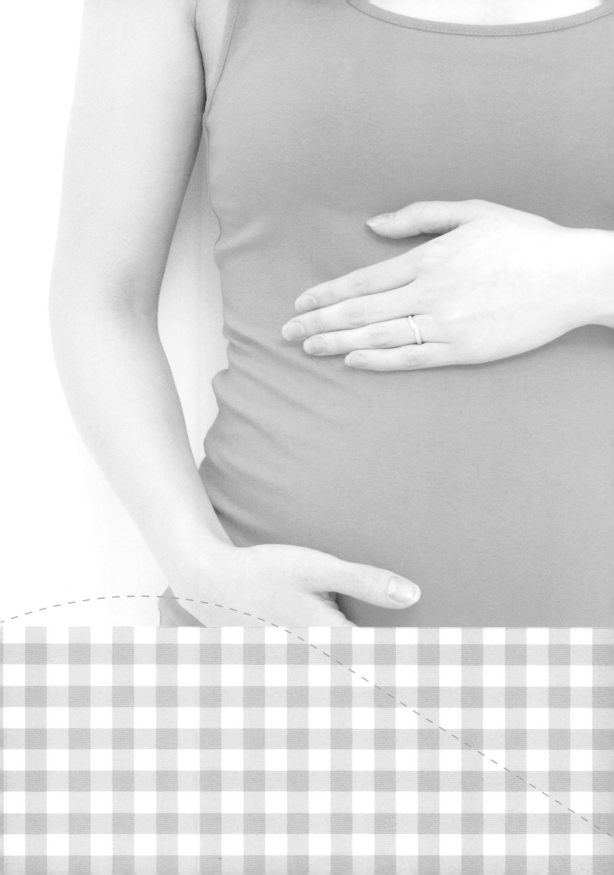

Chapter 1

邀请小客人，子宫、卵巢、输卵管一个都不能少

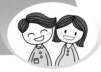

一个生命从孕育到诞生，需要最优质的"土壤"和孕育环境，子宫就是生命最初栖居的温暖的家，备孕妈妈要静心养护"种植"生命的"沃土"，才能孕育出健康的"果实"。

❀ 子宫——生命最初10个月的家

子宫位于盆腔中部，为空腔组织，前有膀胱，后有直肠，外观呈倒置的梨形。

子宫壁从外向内分别由子宫浆膜层、子宫肌层和子宫内膜层构成。子宫内膜层表面的2/3层称为功能层，会随着卵巢激素的变化而发生周期性变化，并剥落产生月经；靠近子宫肌层的另外1/3层则不发生周期性变化，称为基底层。

子宫上部较宽，称为子宫体，宫体顶部称为子宫底，子宫底两侧称为子宫角，与输卵管相通。子宫下部较窄，称为子宫颈（简称"宫颈"），上端为宫颈内口，与子宫腔相通，下端为宫颈外口，与阴道相通。宫颈的黏膜层中有许多腺体，能分泌黏液。

成年女性的子宫长7～8厘米，底部宽4～5厘米，厚2～3厘米，重40～50克。

小小萌芽的生命就是由与子宫底部相通的输卵管进入子宫腔的，受精卵植入子宫内膜称为"着床"，随后受精卵逐渐发育成长。9个月后，原来小小的子宫可增大500倍，形状由梨形变为卵圆形，并且不断扩大，直至占据腹腔的大部分位

置。当子宫中的胎宝宝发育成熟后，紧闭的宫颈口将充分扩展，使胎宝宝顺利地降临人世。

子宫内膜——孕育新生命的"土壤"

作为怀孕的关键部位，子宫内膜层是最为重要的，这层特殊的柔软的组织，就像肥沃的泥土。在从青春期到绝经期的岁月里，子宫的内膜始终处于增生、发展、脱落的周期性变化中。如果没有受孕，子宫内膜每个月经周期脱落一次，形成月经。一旦受孕，子宫内膜就不再脱落，月经暂时停止，这时子宫内膜将为胎宝宝的发育生长提供良好的环境。

一个月经周期中，在雌激素的作用下，子宫内膜会随着卵泡的生长而增生变厚。在排卵前3天，内膜厚度一般为8毫米，前2天为8.5毫米，前1天为9毫米，排卵当天内膜厚度可达到11毫米左右。此时，整个内膜松软且含有丰富的营养物质，为受精卵的"种植"做好了充分的准备。

虽然女性子宫内膜的厚度在月经周期的不同时间会有一定变化，但若子宫内膜厚度低至一定程度，会造成女性不孕。就像一块土地，如果表面覆盖的泥土不断减少，就无法顺利养活植物。内分泌失调、流产刮宫以及子宫内膜病变，是造成子宫内膜过薄的主要原因。

想要怀孕，必须养护好子宫内膜，别让流产手术、药物流产等损害这片孕育生命的"土壤"。

子宫的最佳受孕位置

子宫的体位分为子宫前位和子宫后位。子宫前位是指子宫颈向下指向阴道后穹窿，此种体位的子宫颈在体内的位置较低；子宫后位是指整个子宫向后方倾倒，容易使子宫颈呈上翘状态，即子宫后倾。

子宫前位相较于子宫后位更容易受孕。这是因为，前位子宫的子宫颈是向下指向阴道后穹窿处的，它在体内的位置较低，精液容易在那里集中，夫妻在性生活后，子宫颈易被精液浸泡，从而有利于精子穿过宫颈口与卵子相遇而受孕；而后位子宫的子宫颈是向上翘的，指向阴道前穹窿处，子宫颈不易被精液浸泡。

如何知道自己的子宫是前位还是后位呢？一般在健康体检、孕前检查时，做妇科B超就能知道。如果你是子宫后位，也不要紧张，成年女性中大约有60%的子宫为前位，40%左右的为后位，前位、后位都是正常的，都可以怀孕。轻度子宫后位（Ⅰ～Ⅱ度）一般不出现症状，若是重度子宫后位则会出现一些症状，主要表现为腰酸。

子宫后位常与睡眠姿势有关，为了更好孕，试试做做运动把子宫"挪"到最佳受孕位置吧：俯卧位运动——身体俯卧，两上肢向上平举，同时抬起两下肢；肘膝着地运动——胸部向前、向下伏地，两下肢轮流向后上伸直。

★幸"孕"星：子宫后位的女性要加大受孕机会，可以使用特殊的性交体位，如女方跪下或俯卧后用枕头、被子垫高下体，男方从后面进入。性交结束后，女方仰卧，垫高臀部平卧30分钟左右，有利于卵子和精子的顺利结合。

❀ 子宫有"五怕"——幸"孕"还须护好宫

备孕妈妈要想尽快、顺利地受孕，就必须要维护好子宫的健康。一般来说，子宫有"五怕"：一怕反复人工流产，特别是在短时期内重复进行，这对子宫的损害很大；二怕私自堕胎，这样做的严重后果是，易导致子宫破损或继发感染；三怕忽视产前检查，易造成难产甚至子宫破裂等严重后果；四怕性生活不讲究卫生，病原体经阴道进入子宫腔内，会引起子宫内膜感染；五怕性生活混乱，如果女性性生活放纵，或未成年便开始性生活，会对自己的身心健康造成损害，特别是可能由此产生宫颈糜烂及子宫颈癌等疾病，从而造成不孕的终身遗憾。

子宫健康维护第一步——定期进行妇科检查。子宫是许多妇科病发源地之一，如子宫肌瘤、宫体癌、宫颈癌、宫颈糜烂、子宫内膜异位等。因此，女性要定期进行妇科检查，一般可每半年或1年到正规医院进行一次妇科检查，发现妇科疾病后可早诊断、早治疗。女性如果发现自己出现白带增多、腰酸背痛、腰骶部疼痛、盆腔部有下坠感、痛经等症状，一定要尽早去正规医院诊治，千万不可大意。

子宫健康维护第二步——注意性卫生，尤其需保护宫颈。宫颈是子宫和阴道的连接通道，是防止病原体侵入宫腔的重要防线，因此受到病原体感染的几率比较高。宫颈感染会导致急性或慢性炎症，微生物及其毒素、机械性刺激或损伤、化学物质以及放射线等均可成为子宫颈炎的病因。日常生活中，女性要注意性生活卫生，月经期禁止性生活，以避免男性龟头包皮垢对宫颈的刺激，减少宫颈感染和损害的发生。

子宫健康维护第三步——适度运动，不要久坐，预防子宫疾病。据调查，比起家庭主妇，白领女性患子宫内膜异位症的概率要高21%。这是因为七成以上白领女性每天要在办公室坐6小时以上，缺乏正常运动，易造成气血循环障碍，从而引起子宫内膜组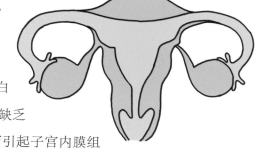织增生，形成子宫内膜异位症。因此，女性每坐2小时，就要活动10分钟，改善因久坐造成的循环不畅，从而减少子宫疾病的产生。

子宫健康维护第四步——慎用化妆品和保健品，避免外源性激素。不少爱美的女性会使用各种化妆品来维护皮肤细嫩，有些化妆品含有雌激素，使用含雌激素的化妆品短时间内就会使皮肤有所改善，变得细腻白皙。还有一些女性使用隆胸产品，有些隆胸产品中更是含有较多的雌激素。使用含激素的化妆品和保健品虽然很快就能看到想要的效果，但这些外源性雌激素却干扰了身体自身的激素平衡，使子宫壁变薄、韧性下降，降低受孕的机会。所以爱美的女性朋友选用化妆品应慎重。

子宫健康维护第五步——均衡膳食，保护子宫的正常功能。蛋白质有助于子宫内膜的修复、各种维生素和矿物质可以增强身体抵抗外界侵害的能力，同时也在维护着子宫的健康。备孕期女性应摄入充足的营养物质，使子宫处于最佳状态。

🌸 卵巢——生命孕育的开端

如果说子宫是生命孕育的温床，那么卵巢则是生命孕育的开端。因为卵细胞是在卵巢中形成的，如果没有卵细胞，生命孕育就无从说起。

卵巢的形态与功能

卵巢是女性重要的生殖器官，位于子宫的两侧，以韧带与子宫相连，受内分泌生殖轴系（脑皮质－下丘脑－垂体）控制。其主要作用是产生卵子，分泌激素，从而使女性具备正常的生理特征和生育能力。青春期前，卵巢表面光滑；青春期开始排卵后，表面逐渐凹凸不平，成年女性的卵巢约4厘米×3厘米×1厘米大小，重5～6克，呈灰白色；绝经期后卵巢萎缩变小、变硬。

卵巢可以产生成熟且可受精的卵子，还能协调女性生殖系统，分泌多种激素（雌激素、孕激素、雄激素等）。这些激素参与机体的生理功能调节，维持内分泌系统平衡，保持女性特征及正常生理代谢。

卵巢的健康对产生健康的卵子非常重要，有了健康的卵子才能成功受孕。

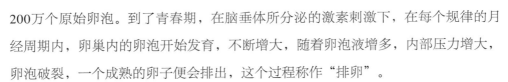

女性从出生时就在子宫左右两侧的卵巢里存有70万～200万个原始卵泡。到了青春期，在脑垂体所分泌的激素刺激下，在每个规律的月经周期内，卵巢内的卵泡开始发育，不断增大，随着卵泡液增多，内部压力增大，卵泡破裂，一个成熟的卵子便会排出，这个过程称作"排卵"。

成熟卵子一经排出，最长能存活48小时，在此期间如果未能受精，半个月后月经来潮，卵子就随经血排出体外。假如排出的成熟卵子与精子结合，形成受精卵，那么它就会在子宫内着床发育，新生命随之诞生。

悉心呵护卵巢，有利于产生健康卵子

呵护卵巢，保持卵巢内足够的卵泡，是女性能够延长生育时间的关键。备孕妈妈要尽力使身体保持健康状态，注意科学饮食、保持精神愉快、进行适当运动，这样才能拥有健康的卵子，为孕育健康宝宝创造首要的条件。

　　饮食要注意营养平衡。备孕妈妈平时除了摄入足够的维生素、胡萝卜素、蛋白质外，脂肪、糖类也应适量摄取；同时注意矿物质如铁、钙的补充，可多吃些新鲜蔬菜、水果以及低脂乳制品类、豆类、鱼虾类食物。

　　要坚持进行适当的体育锻炼。适度的运动有利于促进新陈代谢及血液循环，延缓器官衰老，慢跑、散步、广播操、太极拳都是保养卵巢比较适宜的运动。

　　要保持良好的心态和生活习惯。劳逸结合、稳定情绪、减少压力、保证足够的睡眠等对调节女性内分泌有很大的帮助，而体内激素的分泌会影响卵巢功能，所以，轻松的心情和良好的作息有助于维护卵巢的健康、产出健康的卵子。

　　在服装方面，应尽量少穿塑身内衣。因为塑身内衣会导致卵巢发育受限，甚至卵巢受伤。尤其是少女，长期穿紧身衣，不仅会影响卵巢发育，还会诱发乳腺增生或囊肿等疾病。

输卵管——精子和卵子相会的通道

输卵管的形态与功能

　　输卵管位于人体的盆腔内，由黏膜层、平滑肌层和浆膜层构成，左、右两条输卵管各位于子宫一侧。它们在子宫底外侧角部向外呈弓形覆盖于卵巢上，全长8～15厘米。输卵管依据其形态由内向外分为四部分，分别为间质部、峡部、壶腹部和漏斗部。

　　间质部为输卵管位于子宫肌壁内的部分，长约1厘米。这部分管腔极细，直径0.5～1毫米。

　　峡部是由子宫壁向外延伸的部分，直而短，占据输卵管内1/3段，长2～3厘米。峡部壁厚腔窄，直径最小为0.9毫米，最大达2毫米。在临床计划生育手术中，输卵管峡部是输卵管结扎术和栓堵术的首选部位。

　　壶腹部是输卵管由峡部向外延伸的膨大部分，管壁薄而弯曲，占输卵管全长1/2以上，长5～8厘米，呈"S"形弯曲。壶腹部是卵子受精处，若受精卵停留于此部，则会形成输卵管妊娠。

输卵管壶腹部向外逐渐膨大的部分，称为漏斗部。输卵管漏斗部开口于腹腔，外端游离，管口为许多须状组织，长短不一，呈伞状，故名输卵管伞，它好像人的手一样，有"拾卵"作用，可使卵子在壶腹部停留，并在此处受精。

输卵管不仅是精子和卵子相会的通道，还是受精卵分裂的最佳场所。一旦完成6～8个细胞的分裂，输卵管就会有节律地蠕动，将受精卵送到子宫着床发育。一个新生命的孕育就此开始。

输卵管健康，才能输送健康卵子

受孕是一个复杂的生理过程，每一个环节都很重要，输卵管更是"劳苦功高"，它"拾取"卵子，是精子与卵子结合的唯一场所，还负责运送受精卵到子宫腔。但输卵管又是非常易出问题的地方，在不孕女性中，有至少1/3是因为输卵管发生炎症导致输卵管堵塞造成不孕的，而且这个比例还有逐渐上升的趋势。所以，防治输卵管炎症，保证输卵管的健康，才能确保输送出健康的卵子并顺利运送受精卵到达目的地，为生命的孕育提供保证。

输卵管炎症主要表现为下腹痛、腹胀、发热、阴道分泌物增多或不规则阴道流血等，病情严重的可造成输卵管堵塞而导致不孕。

输卵管炎症有时症状不明显，在输卵管不通或半通的情况下，身体可能没有任何表现。有些输卵管堵塞患者会出现小腹一侧或两侧疼痛、下坠，阴道分泌物多，腰痛等症状，月经来潮时可能血量增多，很容易和其他疾病混淆。所以，当女性出现上述症状时，一定要尽快去正规医院诊治，以免贻误病情。

1.一般治疗。卧床休息，半卧位有利于控制炎症，防止其上行扩散；同时要注意补充营养、维持水和电解质平衡，诊断明确后可适当用解热止痛药。

2.控制感染。依据致病微生物及药物敏感试验，尽量选择恰当有效的抗生素，量要足、消炎要彻底有效。

3.手术治疗。病情严重时可即时手术清除病灶，以防止炎症迅速扩散，造成败血症危及生命。

对付输卵管炎症，可以配合食疗

治疗输卵管炎症，也可以配合食疗。建议患者的饮食以清淡为主，多食用水果和蔬菜，减少辛辣等刺激性食物的摄入。这里推荐几个治疗输卵管炎症的食疗方。

马齿苋公英粥：蒲公英、马齿苋各15克，大米、冰糖适量。先将蒲公英、马齿苋放入水中煎煮，去渣取汁，再将大米与药汁同煮成粥，粥熟后放入冰糖服食。本食疗方适用于急性输卵管炎患者。

茯苓车前粥：车前子10克，茯苓15克，大米100克，红糖适量，将车前子、茯苓放入纱布包内与大米同时煎煮，粥熟后去药包，放入适量红糖服用。本食疗方具有健脾益气、去湿之功用，适用于慢性输卵管炎患者。

山楂红枣汤：生姜15克，山楂50克，红枣15颗，用水煎服，每日1剂，分2次服用。本食疗方可活血化瘀、温经止痛、行气导滞，适用于经寒血瘀型慢性输卵管炎患者。

当归生姜羊肉汤：黄芪30克，羊肉500克，当归60克，生姜5片，盐适量。将羊肉切块，与当归、黄芪、生姜共炖汤，加盐，食肉喝汤。本食疗方可益气养血，适用于气血虚弱型慢性输卵管炎患者。

排卵这回事儿

认识卵泡的方方面面

女性的原始卵泡是与生俱来的，女性新生儿两侧卵巢就有70万～200万个原始卵泡，到青春期时约有30万个卵泡。在胎儿期及儿童期可偶见少量卵泡生长，但都不能发育成熟。从青春期开始，卵巢在垂体周期性分泌的促性腺激素的影响下，每隔28天左右就有1个卵泡发育成熟并排出卵子，左右卵巢交替排卵，女性一生中约可排卵400个。

卵泡发育是一个连续的过程，一般可分为原始卵泡、初级卵泡、次级卵泡和成熟卵泡4个阶段。初级卵泡和次级卵泡又合称为生长卵泡。1个原始卵泡发育至成熟排卵，需要跨几个月经周期才能完成，一般需要85天的漫长时间，而精子发育成熟需要90天的时间，因此孕育新生命绝对不是一件简单的事情，需要父母长时间的准备。

从初级卵泡到成熟卵泡可分成8个等级，前5个等级的卵泡太小，生长的时间太长，从第6级开始的卵泡才是我们要关注的重点。

第6级卵泡直径为5毫米，经过5天的时间，可长大到10毫米，成为第7级卵泡，再经过5天的发育，就会成为第8级卵泡，直径为16毫米。第8级卵泡，就是成熟卵泡了。从第6级卵泡长大到第8级卵泡共需约10天的时间，正好是一个月经周期中的卵泡期。

卵泡长到多大才会排卵？

经统计，女性卵泡的直径在排卵前3天的平均值为15毫米，前2天平均为18.6毫米，前1天平均为20.5毫米，也就是说卵泡发育到20毫米左右，就快要排卵了。

这里需要说明两点：

1.该数值为平均值，具体到每一个人会有所不同，但不会差得太远。

2.卵泡在初始阶段发育得比较慢，在接近排卵日发育得比较快，所以不用太早去做B超监测。

★幸"孕"星：只有卵泡发育成熟，排出的卵子才会成熟健康。卵泡发育不好会影响受孕，发现卵泡发育不好需要及时到医院检查治疗，确诊病因、对症治疗是关键。首先要确定卵泡发育不良的原因，看看是内分泌的因素，还是精神因素，或者是卵巢因素等。卵巢功能低下者，应该设法促进卵巢功能；精神过度紧张者，要配合心理治疗；内分泌异常者，则应进行综合治疗，并以治疗原发病为主。

❀ 想要卵子质量好，必须做好这些事

控制生育年龄，留住健康卵子

据科学研究观测及统计，女性一生中排出的成熟卵子是400～500个。正常女性每个月一次月经，每次基本都排1个卵子，偶尔两个，那么一年就是12个左右。虽

然女性一生共可排出400多个卵子，但由于女性的婚育年龄以及其他因素的影响，受孕机会是远远小于400次的。

一个正常女性，一般最佳生育年龄是23岁到29岁，如果一年按排12个卵子算，那么23岁到29岁这7年时间，就只会排出84个卵子。假若一位女性在23岁的时候结婚并且马上备孕，那她的最佳受孕机会也只有84次。实际上，在日常生活中，我们不可能每时每刻都准备好受孕，相应的，最佳受孕机会也会大大减少。因此，每位女性在打算要孩子的时候，一定要珍惜每一次受孕机会，以免错过最佳生育年龄。

此外，女性在30岁之后，由于身体生理机能的衰退，流产概率会比30岁前要高一些，早产儿、先天性畸形、不明原因死胎发生的概率也会相对增加。而且高龄初产妇的主要并发症——妊娠高血压综合征，很容易影响母胎的健康，若再夹杂其他疾病，可导致胎盘功能过早退化，对胎宝宝更为不利，所以建议女性最好是在30岁之前生育子女。

合理饮食，提高卵子质量

卵巢排出成熟卵子的整个过程受到内分泌的调节。出现卵子质量问题，大多是因内分泌调节出现异常或激素分泌异常所致。通过食疗来调节身体素质，可促进成熟卵子的排出，提高受孕机会。

1.保持营养均衡。从营养学的角度来说，饮食上不能暴饮暴食，以避免营养失调。无论是工作日还是节假日，都要保证三餐定时、荤素搭配，保证各类营养的均衡摄入。健康的备孕妈妈只要保持正常饮食、平衡营养，并适当地补充富含叶酸、钙、锌等的食物即可。

2.补充维生素E。维生素E又叫生育酚，是有益于生殖健康的维生素。研究发现，适当补充维生素E可以推迟性腺萎缩的进程，起到延缓衰老的作用。维生素E的每日摄入量宜为150～300毫克，可以通过食补来实现。富含维生素E的食物有水果、蔬菜、坚果、瘦肉、乳类、蛋类、压榨植物油等。

3.适当增加豆类食物的摄入。黑豆、黄豆等大豆类食物中除了富含植物蛋白质和植物脂肪外，还含有一些有益健康的植物化学物质，如大豆异黄酮、大豆固醇、大豆低聚糖等。不但有益身体健康，其中的大豆异黄酮还有一定的类雌激素作用。这种"植物系激素"具有双向调节作用，既可以抑制过多的雌激素，也可以在雌激素不足时起到辅助作用。当然，这种作用非常微弱，不具有治疗作用。但对备孕的女性有一定益处。

4.及时补铁，为卵子提供养分。铁元素是维持身体健康的重要元素，特别是对于血液中的血红蛋白来说，铁元素是关键的组成部分。女性月经来潮时会出现大量的子宫出血，从而造成铁元素的流失。铁元素能为卵子提供充足的养分，因此备孕妈妈在月经期间多吃含铁食物，才能让卵子更健康。常见的含铁食物有动物肝脏、动物血、鸡蛋黄、黑木耳、菠菜等。

养成健康生活习惯，养出优质卵子

1.不抽烟不喝酒。妇科专家指出，香烟中的毒素可以直接作用于卵子，不仅危害卵子，还会伤害身体的整个内分泌系统，影响卵巢的功能，造成卵巢老化，影响正常受孕。因此，备孕妈妈应尽早戒烟戒酒，以保持卵巢年轻。

2.不熬夜、有规律地作息。若经常熬夜、作息没有规律，身体的生物钟会被打乱，直接影响内分泌环境的平衡，从而影响卵子的发育、成熟及排卵。因此，备孕妈妈要养成早睡早起的生活习惯。

3.适度锻炼。长时间坐着不动对备孕妈妈骨盆内的血液循环是最为不利的，没有好的血液循环自然养不出好的卵子。适当的体育锻炼可以帮助女性提高身体素质，保证卵子的质量。因此，备孕妈妈从计划要孩子开始，就应该进行有规律的运动，可以根据个人爱好，进行适合本人身体状况的体育锻炼，如慢跑、瑜伽、游泳、太极拳等，以提高身体各部分器官的能力，为怀孕打下坚实的基础。

避免经期性生活，确保卵子活力

经期生殖道处于损伤状态，如果有性生活，就可能造成精子及其抗原进入血液，精子与免疫细胞接触容易产生抗精子抗体，一旦产生这种抗体，就会让射入体内的精子凝集，失去活动力，无法成功受孕；另一方面，经期性生活还容易引发女性的盆腔炎症、子宫内膜异位症等，从而降低卵子活力。

避孕多用避孕套，卵子质量有保证

无论长效避孕药还是紧急避孕药，都会打乱体内激素水平，影响卵子质量。尤其是紧急避孕药含有大量的孕激素，长期服用会抑制排卵，轻则引起闭经，重则导致不孕。长期服用避孕药会使女性发胖，增加患血栓和偏头痛的风险，因此不可作为日常避孕之选，建议备孕妈妈在决定备孕前采用避孕套避孕。

不盲目服用补品或药物，小心伤到卵子

俗话说"是药三分毒"，一些女性保健药品可能含有雌激素，短期服用可能会感到精神愉悦、精力旺盛，但是如果长期服用，可能会导致内分泌紊乱，影响受孕。因此，备孕妈妈不应盲目服用补品。

同时，备孕妈妈还要注意少服或不服止痛药，因为止痛药有抑制大脑神经的作用，长期服用会"迷惑"神经中枢，使其对卵巢发出指令的速度降低，导致卵子活性减弱。

★幸"孕"星：目前没有什么针对提高卵子质量的有效药，备孕妈妈不要盲目用药或食用偏方。卵子一般都要养，平时可以吃一些对卵巢有益的食物，并注意养成健康的生活方式。针对卵泡发育不成熟，食疗也比较重要，在日常生活中要避免吃生冷、辛辣的食物，适量地吃一些温润、温和的食品，可以选择牛奶、蛋类、蜂蜜、豆制品等食物进补。平时保持愉快的心情，良好的心态有助于调节内分泌水平，对提高卵子质量也有积极的作用。

"养卵"食谱

备孕妈妈在饮食上除了要注意补充优质蛋白以促进卵子生成外，还可以食用以下食谱，用以改善和提高卵子质量。

女贞子炖鸡：女贞子、黄芪各20克，西红花、小茴香各4.5克，鸡块300克，盐适量。鸡块放入沸水内余烫，捞起，以冷水冲净，沥

干水分。女贞子、西红花、小茴香用小布袋包好，放入电饭锅内，加入4杯水，放入烫过的鸡块，再将黄芪过水洗净加入。煮至开关跳起，加盐调味即可。若直接在炉火上煮，则锅内需多加入1杯水，煮沸后改小火再煮约40分钟即可。

肉苁蓉鱼汤：冬虫夏草4.5克，肉苁蓉9克，淮牛膝7克，黑枣6粒，鲫鱼1条，姜1小块，盐适量。鱼洗净，姜切成薄片。锅内放入5杯水，将冬虫夏草、肉苁蓉、淮牛膝及黑枣过水洗净加入，煮沸后改小火煮20分钟。将鱼放入，继续煮10分钟，加入姜片，加入盐调味即可。

菠菜丸子汤：菠菜、猪瘦肉各150克，葱末、姜末、酱油、水淀粉、盐、香油、鸡精各适量。猪瘦肉洗净，剁成馅，放入碗中，加入酱油、盐搅拌；放入水淀粉、葱末、姜末、香油继续搅拌均匀，制成小丸子。菠菜去根、黄叶，洗净，焯水后切段。锅置火上，加入适量清水，烧沸后加入小丸子，小火煮熟；放入菠菜段，加入适量盐、鸡精调味，煮至汤沸即可。

四喜豆腐：豆腐1块，猪瘦肉150克，青椒半个，胡萝卜半根，大葱半棵（切末），韭菜一小把，虾皮一小把，蛋清（鸡蛋白）1个，蒜末、姜末、五香粉、酱油、水淀粉、盐、糖、香油、橄榄油、鲜汤、鸡精各适量。豆腐切成4块。猪瘦肉洗净，剁成泥，放入大碗中。肉馅放入蒜末、姜末、葱末、酱油、五香粉、韭菜、虾皮、蛋清、香油一起搅拌均匀。从每块豆腐中横切一刀但不切断，将里面的豆腐挖出来，把肉馅装入其中，然后再合上。把4块豆腐都装好肉馅后，放入蒸锅中蒸10分钟。青椒、胡萝卜切成丁备用；另起锅，放入油烧热，放入蒜末、姜末、葱末炒香，然后倒入青椒丁和胡萝卜丁一起翻炒，淋上少许酱油，放入两勺鲜汤，再放入少许盐、糖、鸡精，淋上香油，用水淀粉勾芡，制成汁。将调好的汁浇到蒸好的豆腐上即可。

葡萄柚子汁：葡萄150克，柚子200克，水适量。葡萄洗净，可去皮。柚子剥皮，掰开，取出果肉。将葡萄和柚子一起放入榨汁机中，混合榨成汁即可。

Chapter *2*

取得大胜利，准爸爸要助力

　　卵子和精子在输卵管里奇迹般地会合后，形成受精卵，生命开始了。对于女性来说，受孕的首要条件是有成熟的卵子；对于男性而言，首要的则是播下生命的"种子"——精子。男性的精子质量如何，如液化时间、数量、形态及活动能力是否正常等，都是能否成功孕育生命的关键。

❀ 良好受孕需要确保精子的数量与活力

　　健康男性一般每次排出的精液有2～6毫升，每毫升内含精子一般约6000万个，只有最强健、最有活力、速度最快的"种子选手"才会被卵子"接纳"，也就是说只有高质量的精子才有使卵子受精的能力。精子质量的高低可从其数量、形态和活力等几个方面进行评价。

保证精子的数量

　　精子数量一般指一次射精的精液中的精子数目，平均有1亿以上，当然并不是所有的人一次射精都会排出这么多精子。但是，要保证受精成功，每次射精量至少应有2毫升。如果精子数量少于每毫升2000万个，受精的可能性就会降低。

　　尽管精子天天产生，但一个精子完成发育约要3个月，再有活力的男子如果一天射几次精，其精子数量也会降到正常水平之下，所以，想要孩子的丈夫应花点时间来积累足够数量的精子以完成射精。

保证精子的形态

精子的形态好也是保证受孕的重要条件，畸形或是形态不完整的精子不能使卵子受精。

保证精子的活力

对于一次优质的受孕来讲，不仅精子数量要够、形态要好，精子的活动能力也要好，也就是精子要有良好的泳动能力。男子时时刻刻都有精子在精囊内产生，如果不射精，积累的精子就会老化，而老化的精子反倒不利于卵子受精。

❀ 精子产生的条件很苛刻

精子很小，但是它产生的条件很苛刻。

1.有足够的营养。精原细胞分裂演变成精子需要大量的营养物质，特别是号称人体"建筑材料"的蛋白质。

2.低温环境。精子必须在低于正常体温3～5℃的温度下才能成活，即一般来说，最适合男性睾丸的温度是34～35.5℃，这样才能产生大量健康的精子。如果睾丸的温度达到36℃或高于36℃，一定会让精子"中暑"，从而影响精子的质量。主要表现：精液内精子密度降低，精子活动能力下降，畸形精子增多，严重时甚至会出现无精子症。由于精液质量出现上述变化，精液让卵子受精的能力便降低了，甚至会导致男性不育症的发生。

3.一定的时间。精子从产生到成熟需要3个月的时间。

❀ 注意这些小细节，你的精子不受伤

想要孕育出一个健康的宝宝，就必须要从培育优质精子开始。一般来说，精子成熟的周期约需要3个月，因此优生优育更需要及早行动。那么，怎样才能让身体产生出最优质、最强健的精子呢？科学研究证明，不良的生活习惯和环境对精子质量的影响比较大，注意生活中的一些细节，例如注意锻炼身体、起居有规律等，可以避免精子受伤。

少饮酒、戒香烟

酒精和尼古丁对男性的生殖系统有一定的危害，它会影响精子的质量，甚至会使精子发生畸变。有资料表明，吸烟者精液中所含精子数量比不吸烟者少，而且畸形精子的数量较多。长期吸烟是导致不育的重要因素之一。酗酒则可能导致男性生殖腺功能降低，使精子中的染色体异常，从而导致胎儿畸形或发育不良。因此，丈夫一定要在妻子备孕前3个月开始戒烟，并且禁止酗酒；妻子怀孕后更不能吸烟，否则妻子被动吸烟，同样会增加胎儿流产、早产或其他疾病的发病率。

离开不良工作环境

备孕爸爸的工作环境如果存放铅、汞、镉、锡、砷、镍、钴、苯等金属，或者安放二溴氯丙烷、甲基汞等农药，或者有放射线、放射性物质、电磁波等，都要及时远离或者暂时调离；无法离开工作环境时，备孕爸爸要注意自身防护，穿戴好防护服、佩戴口罩等，尽量降低不良环境对身体的影响。

不要随意服药

研究资料表明，一些常见的免疫调节剂，其毒性作用强，可直接扰乱精子DNA的合成，包括使遗传物质成分改变、染色体异常和精子畸形；某些药物如吗啡、红霉素、解热止痛药等，可通过干扰雄性激素的合成而影响精子使卵子受精的能力；还有一些药物如抗组胺药、抗癌药、咖啡因、类固醇、利尿药等都会对男性生殖功能和精子质量产生不良影响。更为严重的是，这些药物通过精液进入母体循环，会使受精卵或胎宝宝的发育受到影响，可致新生儿缺陷。

所以，备孕爸爸用药一定要谨慎。尤其在备孕妈妈孕前2~3个月的备孕期，准爸爸切不可随意服用药物与药酒，最好停药半年以上再让妻子怀孕。可能的话，最好停用一切不必要的药物，至少也要在医生指导下服药。

少用电子产品

一些电子产品产生的辐射可能会对精子产生影响，如果长期使用可能会降低精子数量或引起精子畸形。备孕爸爸不要长时间玩电脑、用手机打电话，尤其要注意不要将笔记本电脑放在腿上使用，因为电脑产生的热量会直接伤害到精子。

不要长时间泡桑拿

桑拿时的高温会提升男性阴囊的温度，导致睾丸长时间地处于一个高温状态，从而使精子活力大大降低。因此，备孕爸爸最好拒绝桑拿、蒸汽房、热水坐浴。

不穿紧身裤

由于牛仔裤、紧身裤会妨碍睾丸血液循环，令睾丸周围的温度平均提高3.5℃，从而影响精子的生存，因此，备孕爸爸应尽量避免穿牛仔裤和紧身的内裤，保证隐私部位的透气和清洁。长期坐办公室或者开车出行的准爸爸更要加倍注意，高温季节宜穿着宽松透气的棉质内裤，不要穿紧身裤。

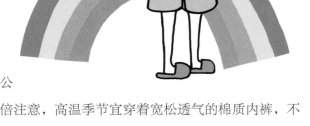

保持适度性生活

备孕期间，要保持适度性生活。性生活次数过多或无节制，会使每次射出的精子量减少，手淫次数过多也会酿成无菌性前列腺炎，引起不育；长期中止性生活也会让精子失去使卵子受精的能力和运动力，衰老精子比例也会不断扩大，受孕后容易造成胎宝宝智力低下、畸形，或导致流产。

慎食"伤精"食品

生活中有些常见的食品，过量食用可能会引起体内内分泌紊乱，减少精子的数量和活力。下面这些"伤精"食品，备孕爸爸一定要小心食用。

1.烧烤、油炸食品。有研究报告指出，烧烤和油炸的淀粉类食物中含有某些可导致男性少精、弱精的物质，备孕爸爸应尽量少食用。

2.高度酒。有些酒的酒精度很高，如某些白酒、伏特加、威士忌、朗姆酒等，其酒精度从40%到90%多的都有。酒精对备孕男性的精子有很多不利影响，所以备孕期一定不要喝高度酒。其他的低度酒如啤酒、红酒也应不喝或少喝。

3.奶茶、薯片等。目前市面上的珍珠奶茶多是用奶精、色素、香精和木薯粉及自来水制成的，而奶精的主要成分氢化植物油是一种反式脂肪酸，反式脂肪酸会减少男性激素的分泌，对精子的活跃性产生负面影响。因此，备孕爸爸应尽量少吃含有反式脂肪酸的奶油蛋糕、薯片、油炸方便面等。

4.不要滥用补品。市面上的补品成分复杂，良莠不齐。有些男性用强身补品可能含有激素或其他违禁品。服用这些补品短时间内确实可以使男性的体力、精力等显得很充沛，但对身体健康有损害，对男性的精子质量和生殖能力也可能有损害。所以备孕的男性最好不要乱用补品。吃天然、少加工的食物最好。

保持健康生活，缓解心理压力

备孕爸爸要避免长期熬夜、应酬，合理安排工作和休闲时间；工作和生活中的焦虑情绪应及时排解，缓解心理压力。已患有一些影响生育功能的疾病的备孕爸爸，尤其要注意保持良好的心态，例如，备孕爸爸患有可致精液不液化的前列腺疾病、会使精液异常的精索静脉曲张、容易出现勃起功能障碍的糖尿病等，在治疗时通常会背负比普通人更大的心理负担，在接受有效治疗的同时，还必须在心理上给自己减压，避免因压力过大产生不良情绪，影响精子的生成、成熟及其活动能力。

Chapter *3*

想要"好孕"到，准爸准妈要吃对

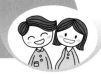

备孕爸妈可以提前3个月开始储备营养，在这个阶段不仅要保证各种营养的均衡摄入，保持良好的饮食习惯和科学的饮食结构，更要注意适当补充一些营养素，以最佳的身体状况迎接新生命的到来。

❀ 备孕期间所需要的营养素

蛋白质

蛋白质是人类生命的基础，是脑、肌肉等身体组织器官最基本的营养素，占人体总热量的10%～20%，也是生成精子的重要原材料，备孕爸妈应合理补充富含优质蛋白质的食物。

食物来源：含蛋白质较多的食物有肉类、鱼类、蛋类、奶类、豆类等，其中蛋类和奶类的蛋白质最易为人体消化吸收。

糖类

糖类即碳水化合物，在生命活动过程中起着至关重要的作用，是人体维持生命活动所需能量的主要来源，对备孕妈妈的健康和孕宝宝的发育十分重要。因此，在备孕过程中，备孕妈妈在每天的饮食中必须要保证摄入200～300克的主食，确保身体所需的糖类。

食物来源：糖类广泛存在于谷类、薯类和水果中。

脂肪

脂肪能供给能量，而且是细胞的重要组成部分。此外，性激素主要由脂类中的胆固醇转化而来，脂肪中还含有精子生成所必需的脂肪酸。如果脂肪缺乏，不仅影响精子的生成，而且还可能引起性欲下降。肉类、鱼类、禽蛋中含有较多的胆固醇，适量摄入有利于性激素的合成，有益于胎宝宝的健康。

食物来源：含脂肪丰富的食物主要有食用油、肥肉、果仁、蛋黄等。

矿物质

矿物质主要指钙、铁、锌、锰、镁、铜、碘等元素，它们对备孕妈妈的健康和孕宝宝的发育都有重要作用。

钙是骨骼与牙齿的重要组成成分，准妈妈怀孕时对钙的需要量比平时增加。备孕妈妈钙量充足，小宝宝出生后，则会较少出现夜惊、抽筋、出牙迟、烦躁及佝偻病等缺钙问题。充足的钙还能缓解准妈妈小腿抽筋、腰腿酸痛、骨关节痛、浮肿等孕期不适，预防骨质疏松。备孕期间，准妈妈要多吃含钙量高的食物。

铁是血红蛋白的重要组成部分。孕期准妈妈的血容量增加，使血红蛋白稀释，所以贫血的发生率增加。孕期贫血主要是缺铁性贫血，特别是孕中晚期，对铁的需求量比平时大大增加。一般情况下，准妈妈血红蛋白低于110克/升，就可以诊断为贫血。避免发生缺铁性贫血应提早做起。从备孕时起就开始注意铁的摄入和补充。

锌是人体新陈代谢不可缺少的酶的重要组成部分。锌缺乏可影响生长发育，并影响生殖功能。锌对于男性生育功能起着重要的作用，因此备孕爸爸应在备孕前半年开始挑选含锌量高的食物。

碘堪称"智力营养素"，孕前补碘比怀孕期补碘对下一代脑发育的促进作用更为显著。备孕妈妈最好能检测一下尿碘水平，以判明身体是否缺碘。可食用含碘盐及富含碘的食物，以满足体内碘需求。

食物来源：含钙丰富的食物主要有乳类、排骨、虾皮等；含铁丰富的食物有动物肝脏、红肉、动物血、菠菜、紫菜等；含碘较丰富的食品有海带、紫菜、干贝、鲜海鱼及其他海产品。

此外，食物中铁的营养价值与吸收率有关，动物性食物中的铁比植物性食物中的铁更容易被人体吸收。如人体对动物肉及肝脏中铁的吸收率为22%，鱼为11%，大豆为7%，大米则只有1%。如果将含铁丰富的食物与蛋白质及维生素B_{12}一起摄取，铁的吸收会更好。

维生素

维生素是人体生长的基本要素，它能保证其他营养充分发挥效能以维持身体的健康。维生素在参与性器官的生长发育、生精排卵、生殖怀孕以及各种营养素的代谢等方面都发挥着重要作用。维生素种类很多，有维生素A、维生素B_2、维生素B_6、维生素B_{12}、维生素C、维生素D、维生素E等，下面分别介绍各类维生素的重要性。

维生素A：维生素A缺乏可引起胎宝宝先天畸形。

维生素B_2：维生素B_2缺乏可引起口腔类炎症、角膜炎和皮肤病，准妈妈缺乏维生素B_2可造成妊娠高血压综合征和胎宝宝发育不全。

维生素B_6：与蛋白质和脂肪代谢的关系非常密切。

维生素B_{12}：对于遗传物质的合成有重要作用，对细胞特别是脑细胞的发育和成熟尤为重要。

维生素C：能够促进细胞正常代谢，维持激素分泌的平衡，加强血液凝固及增强抵抗力。

维生素D：能促进身体对钙的吸收及其在骨骼中的沉积。

维生素E：与维持生殖系统的正常功能有很大关系，维生素E缺乏可导致生殖机能丧失、胎宝宝多发性先天畸形。

食物来源：维生素A存在于动物性食品如动物肝脏、蛋黄和乳类中，胡萝卜、菠菜中的类胡萝卜素可在体内转变成维生素A；维生素B_2可从动物肝脏、蛋、牛奶、绿叶蔬菜等食物中摄取；维生素B_6的食物来源是豆

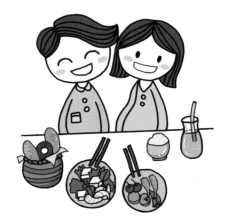

类、谷类、肉类；维生素B₁₂主要来源于动物肝脏、肾脏和肉类；维生素C广泛存在于新鲜的蔬菜和水果之中；维生素D主要来源于动物肝脏、鱼肝油和蛋类，日光照射皮肤可使皮肤内合成维生素D；维生素E的食物来源是植物油、谷类、蛋类和新鲜蔬菜。

备孕期间要膳食平衡

要想成功受孕，备孕爸妈最重要的是做到平衡膳食，保证摄入均衡适量的蛋白质、碳水化合物、脂肪、矿物质、维生素等营养素。只有适当地选择食物，并合理搭配，才能获得均衡全面的营养。我国的营养学家把膳食分成了五大类，每一类食物在备孕期间都要保证供给。

1.谷类，包括米、面、杂粮。主要提供碳水化合物、蛋白质、膳食纤维及B族维生素，它们是膳食中能量的主要来源，备孕妈妈每天应摄入200～300克。

2.蔬菜和水果。主要提供膳食纤维、矿物质、维生素和胡萝卜素。蔬菜和水果各有特点，不能完全相互替代。一般来说，红色、绿色、黄色等颜色较深的蔬菜和深黄色水果含营养素比较丰富，所以应多吃深色蔬果。备孕妈妈每天应吃蔬菜300～500克，水果200～300克。

3.鱼、虾、肉、蛋类（肉类包括畜肉、禽肉及动物内脏）。主要提供优质的蛋白质、脂肪、矿物质、维生素A和B族维生素。备孕妈妈每天应吃150～250克。

4.奶类和豆类食物。奶类食物含丰富的优质蛋白质和维生素，含钙量高，是天然钙质的首选。豆类食物含丰富的优质蛋白质、不饱和脂肪酸、钙及维生素B₂等。备孕妈妈每天应饮鲜奶250～500克，吃豆类及豆制品50～100克。

5.油脂类，包括植物油等。主要为备孕妈妈提供能量，还可提供维生素E和必需脂肪酸。备孕妈妈每天应摄入约25克。

备孕期间补营养不可贪多

备孕期间在保证营养的同时，也要注意不能营养过剩。体重超重或肥胖是妊娠、分娩的不利因素，也是引起妊娠期高血压综合征、妊娠期糖尿病的原因之一。因此备孕妈妈在备孕期间的饮食应做到营养丰富不过量，避免引起肥胖。另外，对微量营养素的补充也要适量，过量摄入易对母婴造成危害。

维生素不宜过量摄入。备孕妈妈若每天服用超过1万单位的维生素A，则有1/4概率造成胎宝宝畸形，如先天性心脏病以及眼睛、腭、耳朵的畸形，另外有1/4概率造成智障。若维生素D补充过多（每日超过15毫克），容易造成准妈妈的软组织钙化。

补锌不宜过量。锌是人体必需的微量元素之一，在人体生长发育、生殖遗传、免疫、内分泌等重要生理过程中起着极其重要的作用。但是，如果备孕期及孕期的准妈妈对于锌的补充超过每日45毫克，容易造成早产。

补铁不宜过量。一般来说，备孕妈妈每天摄入20～25毫克铁即可（除非有严重贫血），服用铁剂不要同时服用钙及镁，因为同时服用钙、镁会抑制铁的吸收。

补充蛋白质不宜过量。对于备孕妈妈来说，蛋白质的摄入不应超过总能量的20%，蛋白质摄入过量容易破坏体内营养的摄入平衡，造成维生素等多种物质的摄入不足，并造成酸性体质，对受孕十分不利。

水果也不宜过量食用。许多备孕妈妈为了生个健康、漂亮的宝宝而拼命吃水果，甚至还把水果当蔬菜来吃。其实，水果并不能代替蔬菜。水果中的纤维素成分并不高，但是蔬菜里的纤维素成分却很高。有些水果中糖分含量很高（如西瓜、葡萄等），摄入过多，可能会导致妊娠期糖尿病。由于很多备孕妈妈很难第一时间知道自己已经怀孕，因此这些含糖量高的水果要注意适量食用。

❀ 备孕妈妈最好提前三个月补充叶酸

要减少胎宝宝脑部和脊髓缺陷的发生，最重要的是准妈妈在怀孕时已摄取了足够的叶酸，因为神经管的正常闭合发生在怀孕的初期。但实际上很多备孕妈妈在得知怀孕后才开始补充叶酸，这就会使早期胎宝宝的脑部和脊髓因得不到足够的叶酸而发育不健全的概率上升。因此建议备孕妈妈在计划怀孕前3个月开始，在医生指导下每天服用400微克叶酸，这样到怀孕时，体内叶酸便能够达到理想水平。怀孕期间仍然要继续补充叶酸来满足胎宝宝生长的需要，以预防胎宝宝神经管畸形的发生。

孕前和怀孕头1～2个月期间每天补充400微克叶酸，胎宝宝发生兔唇和腭裂的危险可降低25%～50%，还有可能避免35.5%的先天性心脏病患儿出世。

提高卵子质量，这些食物少不了

孕育一个健康的小生命，需要经过精心的准备，特别在饮食方面更要讲究。药补不如食补，备孕妈妈通过科学的饮食方法来提高卵子质量，更有利于孕育一个健康的宝宝。

玉米

食材功效

玉米在全世界热带和温带地区广泛种植，是一种重要的谷物。我国栽种玉米的数量仅次于稻米和小麦，在粮食作物中居第三位。玉米富含碳水化合物和膳食纤维，黄色的玉米中还含有较多的胡萝卜素。玉米属于粗粮，单独食用或与白面搭配食用，可为人体提供多样的健康食物。

推荐食疗方

金银卷：面粉250克，玉米面150克，酵母适量。面粉和玉米面各自放在2个盆中，酵母放在40～50℃的温水里搅拌均匀，倒在面粉盆里和成白面团，然后盖好放置温暖处发酵。玉米面用70℃的热水烫一下，放置饧一饧。发酵好的白面放在撒上面粉的面板上揉成光滑的面团，揉好后再饧10分钟。把揉好的白面团擀成大致矩形的形状，用手将玉米面均匀地铺在白面团上，玉米面要比白面略小一点。轻轻地从宽的一侧卷起来，金银卷坯就做好了。将卷好的长卷坯用刀轻轻地切成大小一致的小卷子。蒸锅加水，金银卷入锅蒸20分钟左右即可。

番茄

食材功效

近年来，科学家们在研究中发现，番茄中含有一样好东西，那就是番茄红素。番茄红素是一种很强的抗氧化剂，具有抗氧化、保护血管内壁、清除人体内可导致衰老和疾病的自由基的作用，经常食用，可以延缓卵巢衰老，使皮肤富有弹性。番茄红素还具有抗癌和防癌的作用，能有效减少卵巢癌和乳腺癌的发病率。

推荐食疗方

奶油番茄：番茄2个，牛奶200毫升，豌豆10克，味精、白糖、盐、鸡油、淀粉各适量。番茄洗净，用沸水烫去皮，切成块加白糖腌拌；豌豆用沸水焯至断生备用。碗中放入牛奶、味精、白糖、盐、淀粉，调成稠一点的汁。锅内倒入适量水煮沸，倒入番茄、豌豆煮一小会儿，倒入调好的汁勾芡，搅匀煮沸，淋上鸡油即可。

苹果

食材功效

苹果的营养价值和医用价值都很高，苹果汁中的很多成分都具有较强的杀菌作用。苹果中独有的苹果多酚，也有较强的抗氧化作用，能抑制黑色素的产生，抑制活性氧的发生，使卵巢处于功能旺盛的状态。苹果中的多糖、钾离子等，能够缓解机体特别是卵巢的疲劳。

推荐食疗方

苹果沙拉：苹果2个，黄瓜1根，奶油60克，盐、味精各适量。将苹果洗净去皮、核，切成细丝；黄瓜洗净，切成细丝。奶油、盐、味精放入碗内拌匀成酱料。把苹果丝、黄瓜丝装入盘中，加入酱料调匀即可。

草莓

食材功效

草莓果肉中含有大量的糖类、有机酸、蛋白质和果胶等营养物质，维生素C的含量也十分丰富。草莓被誉为"水果皇后"，适量食用有助于人体特别是卵巢的健康。

草莓中的一些有效成分如鞣酸、草莓胺等，在人体内可阻止各种致癌化学物质的吸收，具有防癌作用，可抑制卵巢肿瘤的生长。

草莓中还含有一定量的天冬氨酸，可以自然平和地清除人体内的重金属离子，维持卵巢的各项功能，使之处于稳定的分泌状态。

推荐食疗方

香蕉草莓土豆泥：香蕉3根，土豆50克，草莓40克，蜂蜜适量。香蕉去皮，用汤匙捣碎。土豆去皮，洗净，入锅中蒸至熟软，取出压成泥状，放凉备用。将香蕉泥与土豆泥混合，摆上草莓，淋上蜂蜜即可。

红枣

食材功效

红枣又称"百果之王"，其维生素C和维生素P的含量在果品中占首位，这两种物质能增强人体细胞间的附着力，增强毛细血管的弹性，降低血液中胆固醇的浓度，使心血管和卵巢的血管保持正常的功能。

红枣含有的环磷酸腺苷和三萜类化合物，能抑制癌细胞的生长，有较强的抑癌和抗过敏的作用，能降低卵巢疾病的发生率。

推荐食疗方

红枣糕：去核红枣300克，枸杞子、核桃仁、葡萄干、黑芝麻、松子各30克，糙米、薏苡仁各50克，糯米粉、红糖各适量。将红枣、枸杞子、葡萄干、黑芝麻、糙米、薏苡仁泡洗干净后，加核桃仁、糯米粉、红糖、少许水在盆中拌匀。将以上材料放入沸水锅中蒸20分钟，再焖10分钟。将蒸好的食物倒入圆形或心形的模具中。用松子在上面排出图案，冷却后倒出，切片即可。

海带

食材功效

海带中富含微量元素碘。碘是人体内合成甲状腺素的主要原料，能够促进卵巢的生长发育。碘还能反作用于垂体，纠正体内雌激素分泌的失调状态，恢复卵巢的正常生理功能。海带还含有大量的钙和胶质，能促进体内放射性元素的排出，减少卵巢疾病的发生。

推荐食疗方

肉末炖海带：水发海带250克，肉末100克，干粉丝50克，葱花、植物油、盐、酱油各适量。海带洗净，切丝备用。锅中倒入油烧热，爆香葱花，放入肉末，倒入酱油，炒熟后倒入适量水，将海带丝放入炖20分钟左右，再将干粉丝放入锅中，加入盐炖几分钟，收汤即可。

想要精子强壮，试试这些食物

备孕爸爸的精子质量和胎宝宝的健康是息息相关的，所以备孕爸爸在计划怀孕时，也要开始注意调理自己的日常饮食，以摄取丰富的营养成分，为未来宝宝的健康打下基础。现代医学研究发现，精液含有精氨酸、维生素、激素、酶及钙元素等50多种物质。在饮食方面建议备孕爸爸多吃补肾填精、益气养血生精之品，以提高精子的质量与活力。

泥鳅

食材功效

中医认为，泥鳅具有养肾生精的功效，其中所富含的赖氨酸是精子形成的必要成分之一，因此常吃泥鳅不但能够促进精子形成，还有助于备孕爸爸提高精子的质量。

推荐食疗方

泥鳅炖豆腐：泥鳅200克，豆腐300克，盐、鸡精、酱油、料酒、香油、姜片、葱段、植物油、清汤各适量。泥鳅放在加了少许植物油的清水里养1天，洗净，放入沸水中焯烫，捞出沥水；豆腐洗净，切块备用。锅内植物油烧热，爆香葱段、姜片，下入泥鳅、豆腐块，加入酱油、料酒炒匀，再加入适量清汤、盐，用小火炖20分钟，加鸡精调味，淋少许香油即可。

枸杞子

食材功效

枸杞子有增强机体免疫功能、增强机体抵抗力、促进细胞新陈代谢等作用。常服枸杞子，可延缓衰老、美肤益颜及提高性功能。但枸杞子有兴奋性神经作用，适量服用为好。

推荐食疗方

枸杞粥：枸杞子10克，大米50克。枸杞子、大米洗净，用清水浸泡30分钟。锅中加入适量清水，煮开后放入洗好的枸杞子、大米，大火煮开，转小火继续煮，20分钟即可。

大葱

食材功效

大葱中除含有多种维生素和膳食纤维外，还含有葱辣素。这是一种挥发物质，主要成为为蒜素、二烯丙基硫醚等。大葱的辛辣成分可增进食欲，扩张血管，降低胆固醇。含硫化合物还有杀菌抑菌的作用。从传统食疗角度来讲，大葱具有壮阳作用。备孕爸爸可经常适量吃些大葱。

推荐食疗方

葱爆牛肉：牛腱肉300克，葱白段150克，干蘑菇50克，芝麻、蒜末、姜末、酱油、辣椒粉、料酒、味精、米醋、盐、植物油各适量。牛腱肉洗净去筋，浸泡2小时后切片。牛肉片用芝麻、蒜末、姜末、酱油、辣椒粉、料酒、味精腌渍入味；干蘑菇水发后去蒂，切丝。牛肉片入油锅炒至八成熟，下入蘑菇丝、葱白段炒熟，再放入蒜末、米醋、盐炒匀即可。

韭菜

食材功效

韭菜性温，可以行气理血，益胃健脾。韭菜的维生素C含量约为番茄的4倍，还含有较多的脂肪和蛋白质。此外，韭菜含有较多的膳食纤维和胡萝卜素，同时也是传统的具有壮阳作用的食物。是适合备孕的男士经常选用的蔬菜。

推荐食疗方

韭菜炒羊肝：韭菜150克，鲜羊肝250克，植物油、姜、葱、盐、味精各适量。韭菜洗净切段，姜洗净切片，葱洗净切段，备用；羊肝洗净，撕去筋膜，切成薄片。锅内倒油烧热，放入羊肝翻炒，待羊肝变色即放入韭菜段、葱段、姜片、盐，翻炒片刻，最后放入味精炒匀即可。

洋葱

食材功效

洋葱从来都是排在健康食物的榜单上的食物。洋葱中含有大量的可溶性膳食纤维，硒的含量也较丰富。具有抗氧化和预防肿瘤的作用。洋葱中还含有前列腺素，有助于降低血液黏稠度，预防血栓形成。洋葱也是传统的壮阳食品。洋葱的吃法很多，若想充分发挥其"男人菜"的功效，不妨常吃洋葱炒蛋或洋葱炒牛肉。

推荐食疗方

洋葱牛柳丝：洋葱1个，牛柳300克，红椒、青椒各1个，酱油、白糖、盐、植物油、淀粉、蒜蓉各适量。洋葱去皮，洗净切丝；红椒、青椒分别去蒂、子，洗净，切丝；牛柳洗净，横纹切丝，加入酱油、白糖、盐、淀粉拌匀略腌一会儿。锅内放少许油，下牛柳丝滑散盛出，再下洋葱丝、青椒丝炒几下盛起。锅内放油烧热，下蒜蓉爆香，放牛柳丝、洋葱丝、青椒丝回锅，待快熟时，再放入红椒丝、酱油、白糖、盐炒匀，即可出锅。

❀ 避免食物污染

现代饮食变得日益多元化，方便、快捷的食品不知不觉间已充斥在人们的日常生活中。

"垃圾食品"及危害

油炸食品：易导致心血管疾病，含致癌物质、破坏食品中的维生素，使蛋白质变得不易消化吸收。

腌制类食品：腌制食品中含有较多的盐分，不利于血压的控制。另外，腌制时间和条件把握不当还会产生一定的有毒有害物质。

加工类肉食品：很多加工类肉食品含有较多亚硝酸盐，在体内达到一定剂量时，会导致恶心、呕吐、呼吸急促等症状。

汽水类碳酸饮料：含磷酸、碳酸，会减少人体对钙的吸收。喝后有饱胀感，影响食欲。

方便类食品：含有较多的盐分、油脂及合成调味料，大部分能量偏高。

罐头类食品：破坏维生素，使蛋白质变性；热量过高，所含营养成分比较少。

果脯、蜜饯类食品：果脯和蜜饯中含有很高的糖分。由于长时间腌制，水果中的维生素损失较大。所以不提倡大量吃果脯蜜饯类食品，以免摄入过量的能量。

冷冻甜品类：糖分较高，极易引起肥胖。

烧烤类：含致癌物质苯并芘，多吃会影响健康。

远离食物污染的方法

应当尽量选用新鲜的天然食品，避免含有食品添加剂、色素、防腐剂的食物；蔬菜要充分清洗干净，必要时可浸泡一下；水果宜去皮后再食用，避免农药污染；尽量饮用白开水，避免饮用各种饮料。

食具卫生

炊具选用：家庭炊具尽量使用铁锅或不锈钢炊具。

塑料制品：并不是所有塑料容器都可以加热，无论是PVC材质或其他塑料材质，在高温下本身都易产生毒素，因此，应尽量避免以塑料容器装盛食品加热。

微波炉使用：利用微波炉加热食物，方便省时，非常适合现代快节奏生活。到目前为止，并没有证据显示使用微波炉是不安全的。但还是要注意正确的使用方法，以免操作不当对人体产生不良影响。

盛食物的容器最好使用微波专用的玻璃或陶瓷器皿。塑料盒一定要有微波可用的标志，且最好不加热油多的食物，以免温度过高产生有害物质。

🌸 嗜酒、吸烟不利优生

嗜酒的后果

酒的主要成分是酒精，酒精进入人体后，会产生多方面的破坏作用。当酒被胃肠吸收，进入血液运行全身后，除了少量从汗液、尿液、呼气排出体外，大部分在肝脏内分解和代谢。肝脏首先会把酒精转化为乙醛，进而变成醋酸被利用，但这种功能是有限的。所以，随着饮酒量的增加，血液中的酒精浓度随之增高，对身体的损害作用也相应增大。酒精在体内达到一定浓度时，对大脑、心脏、肝脏、生殖系统都有危害。

吸烟的危害

女性吸烟会导致月经紊乱，容颜受损。香烟中的尼古丁有致血管收缩的作用，使女性子宫血管收缩，不利于受精卵着床。此外，香烟在燃烧过程中产生的苯并芘有导致基因突变的作用，对生殖细胞有损害，可能会对胎儿的正常发育和智力产生不利影响。

即使在怀孕前20周停止吸烟，出生的婴儿仍有先天异常的危险，这是因为以前吸烟的有害物质在体内积累造成的。

丈夫吸烟时，妻子会吸入飘浮在空中的焦油和尼古丁，孕妈妈被动吸入二手烟危害更大。有报道指出，生活在每天吸烟10支以上的被动吸烟环境中，胎儿产前死亡率和畸形率都很高。所以，为了下一代的健康，无论是孕妈妈还是准爸爸都最好在准备怀孕前的半年时间里彻底戒烟。

❀ 孕前不要吃含咖啡因的食品

咖啡因具有神经兴奋作用，适量摄入可提振精神，摄入过量则对神经系统有刺激作用。表现为跳动不安、呼吸加快、肌肉震颤、心动过速及失眠、眼花、耳鸣等。

此外，咖啡因还对生育有一定的影响。目前研究显示，适量的咖啡因（一天少于300毫克，或2～3杯咖啡因的咖啡因含量）不会影响女性的生育能力。但如果一天摄入的咖啡因多于300毫克的女性，会比少摄入或不摄入咖啡因的女性花更长的时间才能怀上孕。所以，备孕的女性应该控制每天喝咖啡的量。

❀ 孕期要抵制油炸食品

油炸食品在人们的日常饮食中占有很大的比重，由于其色香味美、酥脆可口，颇令人喜爱。但是，备孕时期不宜过多食用油炸食品。首先，油炸食物比普通食物所含的能量更高，更容易导致备孕妈妈发胖。目前育龄女性超重和肥胖的发生率也是逐年增高。肥胖女性怀孕后体重的增加不易控制。容易诱发妊娠期糖尿病、妊娠期高血压等疾病。还容易导致难产、增加巨大儿的出生率等问题。另外，食物经高温炸制后，其中的维生素和其他怕热的营养素受到很大程度的破坏，营养价值明显下降。高温炸制的油本身也会发生变化，产生较多的反式脂肪和脂肪的氧化产物如醛、酮等。这些都会对备孕女性的健康产生危害。反复使用的煎炸油会产生更多的有毒有害物质，甚至会产生一定量的致癌物。所以，备孕的女性一定要严格控制油炸食物的摄入量。

不宜用铝制炊具烹调食物

铝是一种重量轻、不易生锈、传热快、光洁度佳、价位又便宜的金属，因此常被制作成炊具。

铝是人体非必需微量元素，进入人体内的铝大部分会随着粪便排出体外，仅少部分会存留在内脏组织及脑部，若长期过量摄入，会使其在体内囤积，降低胃蛋白酶的活力，减少胃液的分泌，导致腹胀和消化不良等肠胃疾病，还会导致脑神经退化、记忆力减退、性格异常，甚至导致新生儿痴呆。铝摄入过量会危害孕妇和胎儿的健康，所以最好不要用铝制炊具烹调食物。

不吃盐分高的食物

现代医学研究认为，吃盐量的高低与高血压发病率有一定关系，食盐摄入越多，高血压的发病率也越高。众所周知，妊娠高血压综合征是女性在孕期才会发生的一种特殊疾病，其主要症状为水肿、高血压和蛋白尿，严重者可伴有头痛、眼花、胸闷、眩晕等自觉症状，甚至发生子痫而危及母婴安康。孕妇过度摄入盐分，容易引发妊娠高血压综合征。因此，为了孕期保健，专家建议孕妇每日食盐摄入量应不超过6克。

❁ 要做健康爸爸，不可挑食

准爸爸不可挑食，因为营养不足会影响身体健康，如果食物中缺乏钙、磷、维生素A和维生素E等物质，尤其是缺乏锌、硒会影响精子的数量和质量。准爸爸要注意多吃一些富含锌、硒等元素的食物，如鱼、牡蛎、动物肝脏和糙米等。同时还要尽量少摄入"杀精子"的食物，如可乐等。其实除可乐外，碳酸饮料都应该是备孕男性少选或不选的食物。碳酸饮料中含有大量的糖，多喝容易诱发肥胖。碳酸则会加速钙的流失，也会影响精子的产生。

需要特别注意的是，肥胖的准爸爸也是不可取的，营养失衡会影响男性体内性激素的正常分泌，造成精子异常，使胚胎的物质基础受到影响，所以准爸爸备孕也应该和妻子一起调整一下饮食结构，改变偏食、挑食的不良习惯。

Chapter *4*

更新生活方式，别让坏习惯影响了好孕

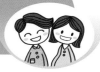

准备怀孕的妈妈们，是需要注意很多日常生活习惯的，一些不良的生活习惯很可能就是导致不孕的罪魁祸首，因此对于备孕妈妈来说，了解自己生活中一些不良的生活习惯并及时改正，对养育健康宝宝十分有利。

❀ 女性贪凉会埋下不孕隐患

炎热的夏季里，一些女性爱穿漂亮的超短裙和短裤，对各种冷饮爱不释手，贪恋办公室空调送出的阵阵凉风。殊不知，贪凉会为备孕计划埋下种种隐患。

吃过多的寒凉、生冷食物，容易消耗阳气，导致寒邪内生而侵害子宫。而长时间待在温度较低的空调房间内，还会引起腹痛、痛经以及内分泌功能失调等。内分泌功能失调，首先会影响女性的排卵周期，一旦排卵周期被打乱，就会出现月经不调，随之发生孕激素分泌不平衡，导致难以受孕。更严重的，内分泌异常还会引发一些女性特有的肿瘤，如子宫肌瘤、子宫内膜肿瘤、乳腺肿瘤等，从而造成不孕。

❀ 女性贪凉易导致宫寒

宫寒，并不是说子宫腔内的温度低，而是指子宫功能呈一种严重低下的状态。导致宫寒的原因主要是不良的生活方式，如爱吃冷饮、贪凉，将空调温度调得过低或是为了漂亮穿露脐装、冬天衣着单薄等。另外，过度疲劳或情绪变化也会损伤身体阳气，导致因寒冷邪气侵袭而出现宫寒。

女性每次来月经时经血颜色暗或白带色白清稀、有腥味，面色黯黄或苍白无华，舌色黯淡，舌苔白且水滑，就说明已经有宫寒症状了；当女性有痛经、黄褐斑、性冷淡、月经延期甚至闭经、腰膝酸冷、四肢不温等症状就说明宫寒严重了。

子宫健康温暖，体内气血运行通畅，经血按时盈亏，才能顺利受孕；如果备孕妈妈长期贪凉的生活习惯不改变，一旦出现宫寒，血气遇寒凝结，不仅可能形成子宫肌瘤，还可能使得受精卵难以着床而导致不孕。

宫寒可能导致不孕，但也并不是说宫寒就一定不孕。很多宫寒的女性月经延后，少则推迟十多天，多则两三个月，遇到这种情况，首先要查清是否还另有其他不孕病因，一并治疗。从另一个角度讲，宫寒的准妈妈即使怀孕也容易流产，因此女性在准备怀孕前应先调理子宫环境，这是很有必要的。

❀ 经常熬夜会导致备孕爸爸生育能力受损

经常熬夜会导致男性生育能力严重受损。如果备孕爸爸凌晨1点以后不能进入睡眠，就会使人体的代谢功能紊乱，不仅易产生各种毒素影响健康，还会导致内分泌失衡、性功能与生精造精功能下降，影响精子活力，严重者可导致不育。

此外，长期熬夜还容易导致体力不支型早泄。一次不振，往往会让备孕爸爸产生巨大的心理负担，总担心不行，忧郁、恐惧、急躁，形成心理型早泄，继而导致男性不育的发生。

❀ 备孕妈妈常熬夜影响排卵周期，不易受孕

据报道，经常打乱生物钟熬夜的上班族女性出现月经不调的概率是作息规律者的两倍，其痛经、情绪易波动的情况也很多。女性长期熬夜或者失眠会改变身体原有的生物钟，从而引发机体生命节律紊乱，这种紊乱将导致一系列内分泌功能的失

衡，进而影响女性的排卵周期。一旦排卵周期被打乱，就可能出现月经不规律，自然不易受孕。

❀ 备孕妈妈长期熬夜会影响睡眠，造成不孕

睡眠是新陈代谢活动中重要的生理过程，没有睡眠就没有健康，睡眠不足，不但身体消耗得不到补充，而且由于激素合成不足，会造成体内环境失调、激素分泌不平衡，不易受孕。

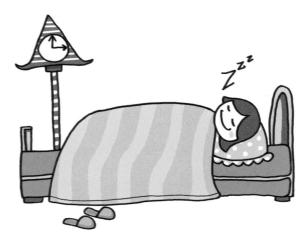

因此，上班族备孕妈妈能不熬夜尽量别熬。实在要熬，白天也要尽量把睡眠补回来，同时按需求来调节自身生物钟，如果身体适应了"黑白颠倒"的生活，白天的睡眠质量也可以保证，内分泌恢复正常，对身体的不良影响就会相应减少。而且，经常熬夜加班的备孕妈妈应坚持每半年测一次激素水平，以便发现问题，及早治疗。

❀ 别错过生育黄金期

很多女性为了事业迟迟不要孩子，经常加班加点、熬夜工作，身心面临巨大压力。甚至在小生命不期而至时采取流产的方式以保住工作前程。然而当她们事业有成，想孕育下一代的时候，却发现已经错过了最佳时期。女性生育黄金期在25～29岁，职业女性应尽量在30岁以前生育。

❀ 平衡工作和家庭关系

决定继续工作的准妈妈们也应注意对工作和家庭的平衡，一定要劳逸结合，不能给自己太大的工作压力，不要让自己过于疲劳而影响到胎宝宝的健康发育。准妈

妈可以根据自己的身体状况，将要做的工作计划好，尽量把重要的事情提前做，或在自己身体状态较佳的时间段做好。特别是休产假期间，在家最重要的是安心休养、照顾宝宝，也可抽空关注职场动态和变化，可以定期打电话给接替你工作的同事，一方面表示感谢，一方面了解一下工作进程，以便产假结束之后顺利接手，为回归职场做好准备。

⚙ 选择事业平稳期怀孕

在工作三五年后，当事业进入一个相对平稳期时，职场女性就应该考虑生育的问题了。如果选择在事业相对平稳的时期生育，完成人生大事后，再继续向下一个发展阶段前进，就更容易实现工作与生活之间的平衡。

⚙ 办公族要注意，有些职业习惯不利于优孕

办公室一族最大的特点就是长时间上网、常吃盒饭、日常化妆等，这些职业带来的习惯不仅危害备孕妈妈自身的健康，也会影响备孕妈妈的受孕情况以及胎宝宝的健康。对于备孕妈妈来说，上述习惯是优生的大敌，不可不重视。

长时间上网影响优孕

首先，长时间上网对备孕妈妈的身体健康会造成直接的影响。电脑显示器伴有辐射，长期使用会伤害人的眼睛；而且操作电脑时间过长，强迫性坐姿不变，容易疲劳，导致肌肉骨骼系统的疾患。这对需要健康的备孕妈妈来说，是百害而无一利的。

其次，电脑低能量的X射线和低频电磁辐射，容易引起人们中枢神经失调，导致多种病症，包括眼睛痒、颈背痛、短暂失去记忆、暴躁及抑郁等，还会造成备孕妈妈生殖机能异常及受孕后胚胎发育异常；少数准妈妈还会发生早产或流产，同时还可能导致胎宝宝畸形。

再次，长时间上网会增加备孕妈妈的精神和心理压力。操作电脑过程中注意力高度集中，会使备孕妈妈生理、心理负担过重，从而产生睡眠多梦、神经衰弱、机

体免疫力下降等现象，甚至还会诱发一些精神方面的疾病，这些对于备孕妈妈来说，都是优生的大敌。

常吃盒饭容易营养不均衡

孕前营养对孕育一个优质、健康的孩子十分重要，许多出生体重不足或超标的婴儿，往往是未孕女性在备孕时的体重就不符合标准，过低或过高。盒饭属于快餐，营养配比和制作大都不尽如人意。有些盒饭过于简单，可能会造成备孕期间的营养摄入不足，特别是微量营养素如维生素和矿物质摄入不足。而有些盒饭则过于油腻，油炸食物选用较多，造成备孕期间能量超标。这些都不利于孕育一个优质健康的宝宝。所以备孕期选用盒饭应多方考虑。

常使用化妆品不利于优孕

很多办公室白领需要在工作场合化妆，而长期大量使用化妆品不利于备孕。各种化妆品如口红、指甲油、染发剂、冷烫剂及各种定型剂等都或多或少地含有对人体有害的化学物质。目前的研究显示，染发剂有导致皮肤肿瘤和造血系统肿瘤的风险，对胚胎也有潜在的致畸作用；化学冷烫剂也会影响受孕及早期胚胎的正常发育；口红是由油脂、蜡质、颜料和香料等成分组成的，其中的油脂主要采用羊毛脂，羊毛脂自身对人体是安全的，但涂在嘴唇上容易吸附空气中的杂质，其中包括对人体有害的重金属元素。

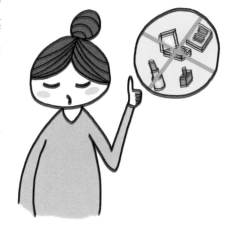

如果备孕妈妈在备孕期间常使用上述化妆品，这些化妆品中的有害物质就会在体内残留。备孕妈妈怀孕后，这些有害物质可能仍会对孕早期的胚胎造成不利影响。有些备孕妈妈本身对化妆品也会产生严重的过敏反应，头面部会出现皮疹、发痒，甚至眼睑及整个颜面部肿胀无法睁眼，怀孕后使用化妆品引起先兆流产者也不罕见。因此，在备孕期间，备孕妈妈最好减少使用化妆品。

哪天才是好日子？
——算准排卵期

排卵期知多少

备孕妈妈都希望找准排卵期来提高受孕概率，那么排卵期是怎么算的呢？有哪些办法可以计算排卵期呢？

♥ 关于排卵期的基础知识

到了正常生育年龄的女性，卵巢一般每月只排出一个卵子。从原始卵泡发育到成熟卵泡并排卵，约需14天时间，在这个过程中卵泡中的特殊细胞会分泌各种激素，其中主要是雌激素和孕激素。这些激素共同调节子宫内膜的周期性变化，就形成了月经周期。卵子排出后可存活1~2天，受精多在排卵后的24小时之内，超过3天精子即失去了与卵子结合的能力。因此，在排卵前2~3天和排卵后1~2天同房，就有可能受孕，这个时期叫易孕期。女性的排卵日期一般在下次月经来潮前的14天左右。为了保险起见，我们将排卵日的前5天和后4天，连同排卵日在内共10天称为排卵期，其余除月经期以外的时间称为安全期。

♥ 测算排卵期的主要方法

目前，测算女性排卵期的方法有许多种，一般来说，比较常见的有五种，分别是月经周期法、基础体温法、排卵试纸检测法、B超监测法、观察宫颈黏液法。这些方法各有优缺点，有的准确率高但是操作复杂，有的方法操作简单准确度也相对较高，下面来看看这些方法的优缺点对照。

测算排卵期方法优缺点对照表

测算排卵期的主要方法	优点	缺点	适用人群
月经周期法	①计算方便；②准确率高；③实用性强	①需要知道月经周期长短；②要求月经规律	月经周期规律的女性
基础体温法	①操作简便；②不需要知道月经周期；③实用性强	①要测量的天数多，需要每天坚持；②只能测出已经排卵	生活作息有规律的女性
排卵试纸检测法	①操作非常简便；②可预测即将排卵；③实用性强	①需要连续测试一周左右；②测试结果不是简单的"有"或"无"	大部分女性
B超监测法	①准确率最高；②可监测排卵的详细情况	①得上医院，操作麻烦；②不能一次测出结果，要测好几次	部分患病女性
观察宫颈黏液法	①操作简便；②不需要准备别的东西；③实用性强	①一般需要观察3个月才能掌握自身规律；②可能会引起卫生问题	大部分女性

★幸"孕"星：日常生活中，推算排卵期最简单的方法是公式推算法，可以根据以往12个月以上的月经周期记录，大致推算出排卵期，推算公式如下：

以往最短周期天数－18＝排卵期的第一天

以往最长周期天数－10＝排卵期的末一天

月经周期法

女性生理会按照一定的规律周期性地发生变化，月经周期是指前次月经周期的第一天（也就是前次月经开始出血的第一天）与下次月经周期的第一天之间的时间。首先要测一测你的周期是多少天，这需要坚持测试几个月，掌握规律（如果你的月经周期很有规律）。当然，如果你的周期有点波动也完全是正常的，比如，6月份的周期是29天，7月份的周期是30天，8月份的周期是28天，平均算下来就是29天一个周期。一般来说，一个周期在21～35天之间都算正常。

虽然整个月经周期的时间长度不是固定的，但从排卵到下次月经的时间基本是一样的，大约为14天。假如你测定了几个月发现你的月经周期基本稳定，周期是29天，并且假定这个周期不变，那么就可推测你大概是在周期的第15天排卵；如果周期是31天，则你大概会在周期的第17天排卵。月经平均周期数减去14天，就是你大概的排卵日。

一般情况下，周期正常的女性从月经的第一天往前推14天即为排卵日，排卵日前5天，后4天，加上排卵日当天，共10天，为排卵期。除了排卵期和月经期以外的日子被称为安全期。安全期又分排卵前安全期和排卵后安全期，从月经结束那天到排卵期开始的前一天的那段日子为排卵前安全期，从排卵期结束后的第一天到下次月经来潮的前一天为排卵后安全期，排卵后安全期比排卵前安全期更安全。

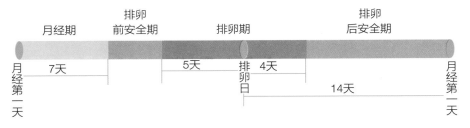

比如，以月经周期30天为例，这次月经来潮的第1天在4月15日，那么下次月经来潮是在5月15日（4月15日加30天），再从5月15日减去14天，则5月1日就是排卵日。排卵日及其前5天和后4天，也就是4月26日至5月5日这10天为排卵期。

★幸"孕"星：用这种方法推算排卵期，首先要知道月经周期的长短，也就是说要根据有规律的月经周期，才能算出排卵期，所以这种方法一般适用于月经周期规律的女性。

基础体温法

有些女性生理周期不是很有规律，月经有时候会提前有时候会推后，这些女性往往较难用月经周期来推算排卵期。那么对于月经周期不规律的女性，应该怎么找自己的排卵期呢？

♥ 女性体温会随月经周期发生变化

对于月经周期不太规律的女性，用基础体温曲线来找自己的排卵日是一种比较实用的方法。所谓基础体温是指清晨醒来，身体保持安静，没有饮食、运动，心情也处于平静状态时的体温。

在月经周期中，基础体温以排卵日为界限呈周期性变化。在月经结束后及卵泡期基础体温较低，排卵后因卵巢有黄体形成，称为黄体期，此时分泌的黄体素作用于下丘脑体温调节中枢，可使体温上升0.3～0.5℃，一直持续到月经前1～2天或月经第1天，体温又降至原来水平。从低温期过渡到高温期而成为分界点的那一天，基础体温会特别低，以这一天为中心的前后2～3天是排卵期范围，易受孕，即易孕期。基础体温上升4天后可肯定已排卵，此时至月经来潮前的这段时间是安全期。如果掌握了这个规律，就可以很好地指导避孕及受孕。

♥ 基础体温的测算方法

基础体温的测算方法是，每晚临睡前将水银温度计甩到刻度下，放在枕边随手可以拿到的地方，次日醒来，不活动不说话，拿起温度计，放在舌下，含测5分钟。应从月经的第一天开始测量，将逐日测量的体温记录下来做成一个基础体温表。也可以到医院购买一张专门的基础体温表格，按说明将体温——标上。在一个月经周期内，可以将每日测得的基础体温连成线，若排卵则呈双相曲线；若无排卵，基础体温无上升改变而呈单相曲线。正常排卵的女性，体温升高后会持续12～14日，然后迎来下一个月经周期。

由于人的体温会因为一些原因而变化，所以在测定时，必须有正常的生活规律，每天测量时间要大致相同，而且至少应综合三个月的基础体温测量表才能准确得出自己的排卵期。可别小看这张表格，它可以用来指导避孕与受孕，协助诊断妊娠，协助诊断月经失调。以下所列是反映几种不同情况下女性基础体温变化的曲线图（以正常月经周期28天为例）。

有正常排卵的基础体温曲线图

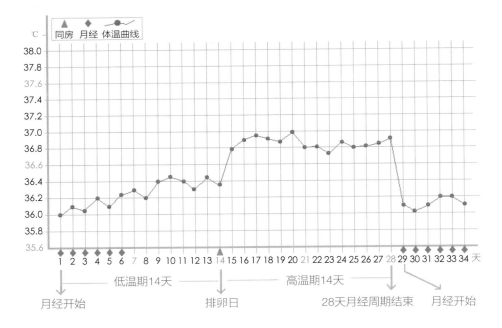

上图表示的是正常月经周期28天情况下，基础体温曲线呈现标准的高低温交替变化。从月经开始到排卵日，低温期14天；排卵后持续高温14天，直至下一个月经周期到来。

准备怀孕的女性朋友们，在第14日及其前后2天同房会比较容易受孕。当然，每个备孕妈妈的月经周期不一定都是28天，所以观察到的基础体温曲线图会有差异，关键是要清楚自己的低温期、高温期，找准排卵期，合理安排同房日期，助力成功怀孕。

已经怀孕的基础体温曲线图

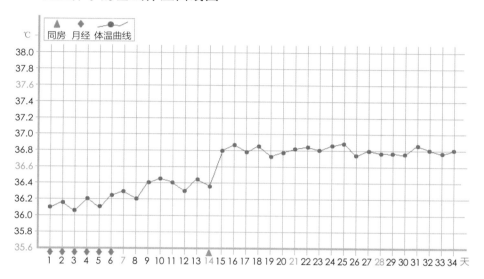

上图为已经怀孕的基础体温曲线图，高温从第15天持续到第34天，已经持续20天。一般来说高温持续超过16天就是怀孕的征兆。

疑似早期流产的基础体温曲线图

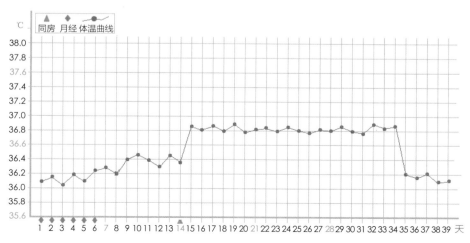

上图为疑似早期流产的基础体温曲线图，高温从第15天到第34天持续了20天之后降温，这一般是早期流产的征兆。女性如发现有这样的基础体温，应及早到医院就诊，查明原因。

没有排卵的基础体温曲线图

下图为没有排卵的基础体温曲线图，持续低温，没有高温期，没有形成高低温双相变化，如果测量发现如下图所示，需要到医院就诊，查明造成没有排卵的原因，以便对症下药，及早治愈。

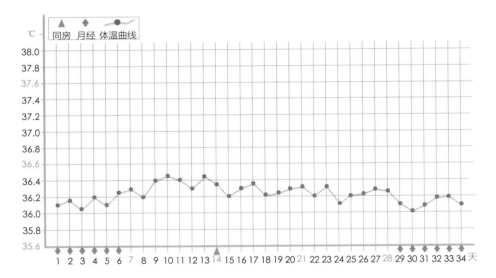

💗 测量基础体温时的注意事项

测量基础体温的原则，就是早晨醒来后尽可能不要活动身体。清醒后应该避免立刻去上厕所、洗脸或刷牙，也不可以为了找寻体温计而挺起上半身。就算未做出这么大的动作，只是躺在被子中伸懒腰或打呵欠、翻身，或是与睡在旁边的丈夫说话等，都会使体温产生微妙的变化，影响测量的结果。

精神状态对体温也有影响。例如，即使身体静静地躺着，可是前一天和丈夫吵架，清醒时仍然觉得焦躁，或为了工作而感到烦恼，体温也会上升。人类的体温受精神的影响很大，测量基础体温时，不只是身体，连心情都要保持平静，这一点非常重要。

日常生活的小变化也要记录在体温表上。保持身心的平静虽然必要，可是在几个月内，想要平安无事，每天都保持同样的状态并不现实。此外，有一些急事或不可避免的疾病出现时，要在基础体温表的备注栏中详加记录，可以把日常生活中的变化附记下来，比如夫妻性生活的日子、月经来的日子、每天起床的时间等。牙疼、头痛、感冒、睡眠不足或是睡眠较浅等都会使体温上升，所以最好也记录下来。也许你会忽视一些小事，然而有可能正是这些小事使你前段时间的努力化为泡影。

★幸"孕"星：基础体温必须要在经过6小时充足睡眠后，醒来尚未进行任何活动之前测量并记录，任何特殊情况都可能影响基础体温的变化。如果生活不规律，处于加夜班、出差、失眠、情绪变化、患病等情况下，就不能用这种方法判断排卵期了。

排卵试纸检测法

对大多数女性来说，用排卵试纸测排卵是一种比较简便可行的方法，学会正确地使用排卵试纸，可以让你轻松好孕。

💜 排卵试纸测排卵的原理

女性排卵前24～48小时内，尿液中的黄体生成素会出现高峰值，排卵试纸就是通过检测尿液中的黄体生成素的峰值水平，来预知是否排卵的。女性如果即将排卵，用排卵试纸自测时，结果就会显示为阳性。

月经周期规律的女性，下次月经来潮时间前推14天为排卵日，一般从月经周期第11天开始测试，连续测定6天；月经不规律或者不正常的女性，则一般在月经干净后第三天开始测。如果试纸上两条杠一样深或第二条杠比第一条杠还深，就说明你将在24～48小时内排卵。应每天定时检测，当将要出现接近高峰值的颜色时，应每隔几小时测试一次直至检测出黄体生成素峰值。

★幸"孕"星：需要提醒的是，并不是每个女性均在月经中期排卵，测试6天期间可能都没有出现阳性结果。部分女性有时受环境、情绪及劳累影响，可能会提前排卵。

💜 排卵试纸的使用方法

1.用洁净、干燥的容器收集尿液，一定不可使用晨尿。

2.收集尿液的最佳时间是早10点至晚8点。

3.尽量采用每一天同一时刻的尿样。

4.收集尿液前2小时内应减少水分摄入，因为稀释了的尿液样本会妨碍黄体生成素高峰值的检测。

5.持测试纸，将有箭头标志线的一端浸入尿液中，约3秒钟后取出平放，10～20分钟后观察结果，以在30分钟内阅读的结果为准。液面不可超过MAX线。

6.最好是在月经干净后的第三天开始测。当测到两条杠一样深或第二条杠比第一条杠还深，说明你将在24～48小时内排卵，在排卵前3天（精子"等"卵子时）至排卵后3天（卵子"等"精子时）内同房都有怀孕的可能。

7.如果发现试纸颜色在逐渐转强，就要增加测的频率，最好每隔4小时测一次，尽量测到强阳，抓住强阳转弱的瞬间。排卵一般发生在强阳转弱的时候，如果发现快速地转弱，说明卵子要破壳而出了，那就要抓紧时间了！

♥ 排卵试纸怎么看

1.出现两条紫红色线，下端线（检测线）比上端线（对照线）明显浅，表示尿液中黄体生成素尚未出现高峰值，必须持续天天测试。

2.出现两条紫红色线，上、下端线颜色基本相同，或下端线（检测线）比上端线（对照线）颜色深，表示你将在24～48小时内排卵。

3.只出现一条紫红色线（对照线）于试纸上端，表示无排卵。

♥ 排卵试纸使用注意事项

1.女性在使用排卵试纸前，首先需要确定自己的月经周期。多数女性的月经周期在28天左右，一般误差不超过5天。若你的月经周期天数少于27天或多于40天，应询问医生的意见，以确定能否使用排卵试纸。

2.口服避孕药的女性需停药两个月后，才能使用排卵试纸。因为避孕药会抑制促黄体生成素分泌，使试纸不显色或显色偏淡，使测定结果不准确。

3.正患内分泌系统疾病如卵巢囊肿的女性，或正在服用激素、类固醇药物的女性都不宜使用排卵试纸。

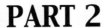

PART 2

月月不同，
一人吃，两人补

怀孕期间的饮食，是准妈妈们最关心的问题，
每个月宝宝的营养需求是什么？
应该怎么保证宝宝的营养充足？
妈妈们可以带着疑问一起学习孕期营养知识哦。

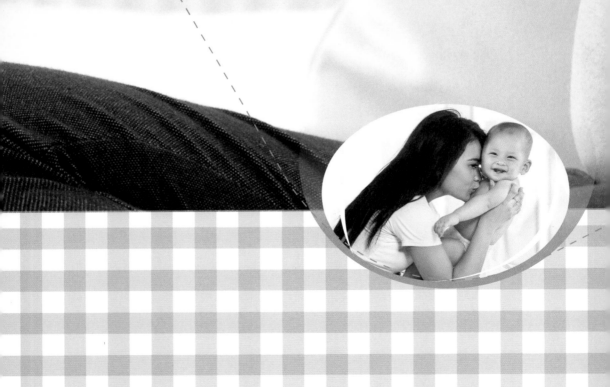

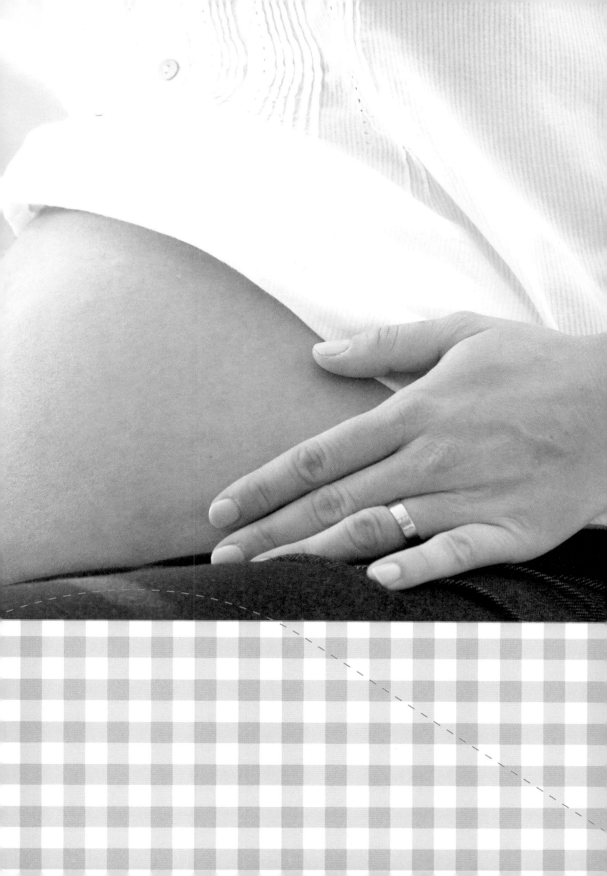

Chapter *1*

孕1月："中奖"后，
别忘了继续加油

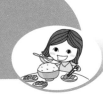

亲爱的准妈妈，你已经成功进入孕1月了，这个月的准妈妈跟孕前没有什么区别，你可能还不能及时发现宝宝的存在，但身体内部已经开始为宝宝的成长积极准备了，一起期待宝宝健康长大吧。

🌸 给孕1月准妈妈的温馨提示

刚刚怀上宝宝的准妈妈此时的心情是既激动又有点担心，该怎样补充营养才能保证小生命的健康成长呢？其实这时的宝宝还只是一个小小的胚胎，其所需要的营养是十分有限的。因此准妈妈完全可以按照孕前的饮食习惯，该吃什么就吃什么，以全面补充营养为主，包括蛋白质、脂肪、碳水化合物、矿物质和维生素。只是要记住，此时孕妇叶酸的补充是不能少的，否则会对胎儿的神经系统发育造成影响。另外，还要注意不要吃刺激性食物和含咖啡因的食物，并禁食烟酒等。

🌸 孕1月的营养需求

孕早期的膳食强调营养全面、合理搭配，避免营养不良或过剩。

胎盘需要将一部分能量以糖原形式贮存在体内，随后以葡萄糖的形式释放到血液循环中，供胎儿使用。胎儿能够利用的能量也主要以葡萄糖为主。因此，母亲应适当增加碳水化合物的摄入量，以保证胎儿的能量需要。孕妇每天应至少摄入150

克以上的碳水化合物，以免因饥饿而使体内血液中的酮体蓄积，酮体被胎儿吸收后，对胎儿大脑的发育将产生不良影响。此外，孕妇的脂肪摄入量也不能过低，以防止脂溶性维生素不能被吸收。

孕早期是胚胎发育的关键时期。孕早期胚胎的生长发育、母体组织的增大，均需要蛋白质。此时，孕妇体内蛋白质、氨基酸缺乏或供给不足都将引起胎儿生长缓慢，甚至造成畸形。同时早期胚胎自身不能合成氨基酸，必须由母体供给，因此孕妇应从膳食中获得充足的优质蛋白质。只有每天不少于40克的蛋白质供给，才能满足母体需要。不愿吃动物性食物的孕妇可以补充奶类、蛋类、豆类、坚果类食物。

孕早期应确保孕妇矿物质、维生素的供给。为了补充足够的钙质，孕妇应多进食牛奶及奶制品。不喜欢喝牛奶的孕妇可以喝酸奶、吃奶酪或喝不含乳糖的奶粉等。呕吐严重的孕妇易出现体液平衡失调的症状，应多食蔬菜、水果等碱性食物，以防止发生酸中毒。

孕1月的饮食原则

在怀孕的0～4周，胎儿发育缓慢。孕妇在营养补充上不用过于讲究。孕妇的进食量和所需营养素与怀孕之前基本相似。孕妇每天最低营养需要大致包括200克主食、50克以上蛋白质（相当于50克瘦肉+2个鸡蛋+1袋牛奶），在此基础上配以肝脏、鱼类、豆腐或豆制品等。同时，孕妇要注意补充维生素C，多吃菠菜、猕猴桃等新鲜绿叶蔬菜、水果、坚果。

此时，孕妇应注意吃些容易消化、清淡少油腻的食物和符合口味的食物，避免食用过分油腻和刺激性强的食物。孕妇每日饮食可调整为少量多餐，每天加两三次辅食，辅食量不宜过多。孕妇在每天清晨早孕反应严重时，尽量吃一些烤面包、馒头片等易消化食物，多饮水，保持心情舒畅，克服恶心、呕吐等妊娠反应，坚持进食。

五大饮食方案缓解孕早期恶心、呕吐

孕吐是早孕反应的一种常见症状，其形式和程度可随孕妇的个体差异而有所区别。孕妇在怀孕1个多月的时候会挑食、偏食，有轻度恶心呕吐，这属于早孕反应。轻度的孕吐反应，一般在妊娠三个月左右即会自然消失，对身体无大的影响，也不需特殊治疗，只要情绪稳定，适当休息，注意调节饮食即可。

精神过度紧张和神经系统功能不稳定的女性，妊娠反应一般较重，甚至会发生剧烈而持续的呕吐，进而表现为全身困倦无力、消瘦、脱水、少尿甚至酸中毒等危重病症，在医学上被称为"妊娠剧吐"。这种疾病对母亲和胎儿的健康影响很大，应及时就医治疗。

下面5种饮食方案可以缓解孕早期的恶心、呕吐：

方案一：食欲不振时投胃口所好，一般怀孕早期的孕妇都喜欢吃酸性口味的食品，如橘子、梅子干或泡菜等。因此，丈夫和家人应多准备一些这类食品。由于孕早期（前3个月）胎儿生长缓慢，并不需要太多的营养。孕妇在口味上可以尽量选取自己想吃的东西，多喝水，多吃富含维生素的食物，以防便秘，因为便秘会加重早孕反应。另外，尽可能多地变换孕妇就餐环境，这样能激发孕妇的食欲。

方案二：孕妇的进食方法以少食多餐为好，每2～3小时进食一次。妊娠恶心呕吐多在清晨空腹时较重，为了减轻孕吐反应，可多吃一些较干的食物，如烧饼、饼干、烤馒头片、面包片等。如果孕妇孕吐严重，要注意多吃蔬菜、水果等偏碱性的食物，以防酸中毒。

方案三：这个时期孕妇的膳食原则上以清淡、少油腻、易消化为主，面包、饼干、牛奶、藕粉、稀粥、蜂蜜及新鲜水果等都是不错的选择，避免过于油腻的食品。

方案四：家人要鼓励孕妇进食。孕妇进食后万一呕吐，千万不要精神紧张，可以做做深呼吸动作，或听听音乐，或到室外散散步，然后再继续进食。进食以后，孕妇最好卧床休息半小时，这样可使呕吐症状减轻。晚上反应较轻时，食量宜增加，食物要多样化，必要时睡前可适量加餐，以满足孕妇和胎儿营养需要。孕吐的饮食调理十分重要，因为怀孕最初3个月是受精卵分化最旺盛、胎儿各种器官形成的关键时刻。

方案五：汤类和油腻类食物最容易引起恶心或呕吐，在进餐时不要过多喝汤、饮料和开水，避免吃油炸或难以消化的食物。

孕妇的孕吐症状减轻，精神好转，食欲增加后，可适当吃些猪瘦肉、鱼、虾、蛋类、乳类、动物肝脏及豆制品等富含优质蛋白质的食物。同时要尽量供给充足的碳水化合物、维生素和矿物质，以保证孕妇和胎儿的需要。

除了上述方案之外，孕妇的自我调养也相当重要。孕妇要学会自己稳定情绪，解除思想顾虑，不要紧张和焦虑，尽量避免一切不良的精神刺激，保持精神愉快。每天注意休息，至少保持8小时睡眠，但也不要经常躺在床上不活动，应该适当外出散步；避开有强烈刺激气味的环境，如闷热的房间、厨房及吸烟环境等。丈夫和家人从精神上多给予一些关注，生活上多一些照顾，对孕妇的烦躁心情多一些体贴和理解，使孕妇精神愉快，这些都有助于减轻妊娠反应。

🌸 孕妇可适当多吃黑木耳、花生和芝麻

黑木耳营养丰富，具有滋补、益气、养血、健胃、止血、润燥、强智等功效，是滋补大脑和强身的佳品。黑木耳炖红枣具有止血、养血的功效，是孕妇、产妇的补养品。

花生被世界公认为是一种植物性高营养食品，被称为"长生果"、"植物肉"、"绿色牛乳"。中医学认为，花生具有醒脾开胃、理气补血、润肺利水和健脑抗衰等功效。吃花生不要去掉红色表皮，红皮是补血物质。

芝麻含有丰富的钙、磷、铁。中医学认为，芝麻营养丰富，有填精、益髓、补血、补肝、益肾、润肠、通乳、养发的功能，孕妇适当多吃芝麻对自身和胎儿都有益。

孕妇膳食的三种情况

根据经济条件及供应情况，孕妇膳食一般可以分为理想、较好和一般三种情况。

理想膳食：每日牛奶250～500毫升，鸡蛋1个，瘦肉150～200克，蔬菜250～500克，水果2个，谷类250克。豆制品、鱼类、肝汤等每周也可加用3次左右。

较好膳食：每日牛奶250毫升，鸡蛋1个，瘦肉或内脏类100克，豆类或豆制品100克，蔬菜500克，谷类250克，水果1个。鱼类、排骨汤、肝汤每周也可加1～2次。

一般膳食：每日鸡蛋1个，肉类50～100克，豆类或豆制品100～150克，蔬菜500克左右，谷类250克。

孕妇吃鱼好处多

吃鱼的益处相当多，每周吃几次鱼可明显减少因心脏病或其他相关疾病而导致突然死亡的危险；吃鱼还可以降低胆固醇和血脂；每周吃一次鱼还可以保持大脑的敏锐性，延缓因年纪增大而导致的智力减退；鱼骨里含有丰富的钙质和微量元素，经常吃可以防止骨质疏松；更重要的是，如果女性在孕期每周都吃鱼，有可能会使未来婴儿患上湿疹的概率下降。

鱼肉营养全面，含有丰富的矿物质，如钙、铁、锌等，其中尤以含碘和磷居多。此外，鱼肉还可以提供相当丰富的维生素，如维生素A、B族维生素、维生素C、维生素D等，对身体十分有益。维生素A具有保护视力、提高免疫力的功效；维生素C具有养颜、解毒等效用；而维生素D则对骨骼的生长发育、钙的代谢起着重要作用。鱼肉中最为引人注目的要数丰富的B族维生素了，烟酸能将食物转化为能量；泛酸能对抗压力；维生素B_6能保持人体免疫系统的健康。鱼肉富含蛋白质，每500克鱼中蛋白质的含量相当于600克鸡蛋或850克猪肉中蛋白质的含量。丰富而优质的蛋白质是人生命的载体，具有均衡营养、调节体内水分平衡、提高免疫力、为细胞输送氧和必需营养素等的功效，可以帮助幼儿、儿童及青少年生长发育。鱼肉组织柔软细嫩，很容易被人体消化和吸收，鱼肉中蛋白质的结构松软、肌肉纤维结构比较短、水分含量较高、结缔组织也较少，其利用率可高达96%。

鱼类含有丰富的氨基酸、卵磷脂、钾、钙、锌等，这些是胎儿发育的必要物质，尤其是神经系统。调查研究表明，孕妇多吃鱼有利胎儿发育，特别是脑部神经系统。这是因为鱼肉中除含有优质蛋白质、适量的脂肪、丰富的矿物质外，还含有较多的不饱和脂肪酸——二十碳五烯酸，吃鱼就是获得这些营养物质的很好的途径。二十碳五烯酸具有很多药理作用，能使血液黏稠度下降，防止血栓形成。同时又能扩张血管，便于孕妇将充足的营养物质运输给胎儿，促进胎儿的发育。另外还有报道，二十碳五烯酸还能有效预防妊娠高血压综合征的发生。所以说，孕妇吃鱼好处多多。

🌸 孕妇要适量多吃豆类产品

豆类是重要的健脑食品，如果孕妇能适量多吃些豆类食品，将对胎儿脑部发育十分有益。

大豆的构成中含有40%的蛋白质，其氨基酸组成接近人体需要，且富含谷类蛋白质较为缺乏的赖氨酸，是获取人体所需蛋白质的天然理想食品。大豆含脂肪量也很高，约占20%，在这些脂肪中，油酸、亚油酸、亚麻酸等脂肪酸又占80%以上。这些都说明，大豆是高级健脑食品。此外，每100克大豆中含钙240毫克，含铁9.4毫克，含磷570毫克，含B族维生素10.85毫克，含烟酸2.2毫克，这些营养素都是智力发育所必需的。

大豆经加工制成豆制品后，蛋白质消化率明显提高。豆浆和豆乳所含的亚油酸、亚麻酸、油酸等含量都相当多，可谓是一种比牛奶更好的健脑食品。孕妇应经常喝豆浆，或与牛奶交替食用。豆腐也是豆制品的一种，其蛋白质含量占8%～10%，脂肪含量占3%～5%，100克豆腐中含钙120毫克左右。因此，豆腐是非常好的健脑食品。大豆对健脑有非常重要的作用，从胎儿健脑的目的出发，孕妇应适量吃些豆类和豆制品。

孕妇要适量多吃嫩玉米

作为五谷杂粮的玉米，营养价值和保健作用也很高。

玉米中的维生素含量非常高，为稻米、小麦的5～10倍。同时，玉米中含有大量的营养保健物质，除碳水化合物、蛋白质、脂肪、胡萝卜素外，玉米中还含有玉米黄素等营养物质。这些物质对预防心脏病、癌症等有很大的帮助。在当今被证实的最有效的50多种营养保健物质中，玉米就含有钙、谷胱甘肽、胡萝卜素、镁、硒、维生素E和脂肪酸7种，可谓是超级营养品。

对孕妇来说，多吃嫩玉米好处很多，因为嫩玉米粒中丰富的维生素E有助于安胎，可用来防治习惯性流产、胎儿发育不良等。

另外，嫩玉米中所含的维生素B_1能增进孕妇食欲，促进胎儿发育，提高神经系统的功能。

嫩玉米中还含有丰富的粗纤维，能加速致癌物质和其他毒物的排出，妊娠便秘者食用，可起到缓解病情的作用。

孕妇要多喝牛奶

女性怀孕之后，由于激素与代谢的改变，身体发生了一系列的生理变化，常伴有恶心、呕吐、消化不良、食欲减退等症状，后期则因子宫增大影响肠的蠕动而易引发便秘。机体各器官如心、肺、肝、肾等负荷增大，造血器官因母体血容量加大和红细胞增加而加大活动。此时孕妇对营养的要求比未孕时大大增加，除了自身需要的营养外，还要源源不断地供给腹内胎儿生长发育所需的一切营养。

在营养的全面性方面，孕妇与未孕时的要求相比亦较高，为了保证胎儿各脏器特别是大脑的发育，孕妇需要"全面性营养素"。也就是说，除蛋白质、脂肪、碳水化合物、维生素四大营养素之外，还需要补充铁、钙、磷、锌、硒等物质。

在整个孕期中，母体约需要贮存钙50克，其中供给胎儿30克。母亲通过脐带向婴儿传输钙物质，就能增加婴儿骨骼发育。如果母体钙摄入不足，胎儿就会从母体的骨骼、牙齿中夺取需要的钙，以满足生长的需要，这样易使母体血钙降低，发生小腿抽筋或手足抽搐。

由于许多因素都会影响孕妇对钙的吸收，因此营养专家认为：孕妇补钙的最好方法是喝牛奶。牛奶中的钙最容易被孕妇吸收，而且磷、钾、镁等多种矿物质和氨基酸的比例也十分合理。每100毫升牛奶中含有约120毫克钙。孕妇每天喝200～400毫升的牛奶，就能保证钙等矿物质的摄入。

怀孕应多吃香蕉

营养学家新近指出，怀孕女性应在她们的日常饮食中加上香蕉。因为香蕉是钾的极好来源，并含有丰富的叶酸，而体内叶酸和维生素B$_6$的储存是保证胎儿神经管正常发育，避免无脑、脊柱裂等严重畸形发生的关键性物质。此外，钾还有降压、保护心脏与血管内皮的作用，这对孕妇是十分有利的。同时，孕妇在孕期容易发生便秘，香蕉中含钙丰富，还有较多的膳食粗纤维，利于缓解便秘。因此营养学家建议，怀孕女性最好多吃香蕉。

孕妇不宜偏食

孕妇如果偏食，营养摄入单调，使体内长期缺乏某些营养物质或微量元素，会造成孕妇营养不良，增加患贫血、骨质软化症等妊娠并发症的可能性。同时若母体不能为胎儿生长发育提供所需要的营养物质，还会造成流产、早产、死胎或胎儿宫内发育不良等，或者出生后胎儿瘦小，先天不足，以致多病，造成喂养困难。

另外，胎儿期若缺乏营养，如蛋白质、不饱和脂肪等摄入不足，会造成脑组织发育不良，以致出生后智力低下，成为所说的低能儿。

可见，孕妇在孕期饮食应该丰富多样，保证营养全面均衡。应尽量利用烹调多样化的方式，丰富自己的饮食，以保证妊娠期间母体与胎儿充足的营养供应。同时也可使产后乳汁分泌充足、身体健康，更能使宝宝发育良好，出生后健康成长。

❀ 孕妇饮食不宜过饱或过饥

有的孕妇担心吃得过多会导致胎儿过大过重，不利于分娩，或者是忧虑自身发胖增重，影响产后体形，有意识地节食，这样做是非常错误的。如果营养物质摄入受到限制，会使孕妇抵抗力下降，易患多种妊娠并发症，还会使体力下降，不利于日后分娩。有的孕妇由于妊娠反应的干扰不愿吃饭，可能孕妇本人并不觉得饥饿，但实际上因身体得不到营养的及时供应，对胎儿生长发育不利。

同样，有的孕妇大吃特吃，吃得过饱会造成肠胃不舒服。一次吃得过多，人体大量的血液就会集中到胃里，造成胎儿供血不足，影响胎儿生长发育。也有的孕妇长期饮食过量，这样不但会加重孕妇的胃肠负担，影响正常消化及代谢，还会造成胎儿发育过大，导致分娩时难产。

所以，准妈妈对饮食要有节制、有规律，注重饮食种类的调剂和营养素的摄入均衡，这样更加有益于孕妇和胎儿。

❀ 孕妇进食不宜狼吞虎咽

孕妇进食是为了充分吸收营养，保证自身和胎儿的营养需要。

孕妇进食切忌狼吞虎咽。人体将食物的大分子结构变成小分子结构，才能够吸收。这种变化过程是靠消化液中的各种消化酶来完成的。人在进食时，慢慢咀嚼食物，可以使消化液的分泌增多。咀嚼食物引起的胃液分泌比食物刺激胃肠而分泌的胃液数量更大、持续时间更长。可见，咀嚼食物对消化液的分泌起着重要作用。

吃得过快、食物嚼得不细，不能使食物与消化液充分接触，食物未经充分咀嚼就进入胃肠道，食物与消化液接触的面积会大大缩小，影响食物与消化液的混合，有相当一部分食物中的营养成分不能被人体吸收。此外，有时食物咀嚼不够，还会加大肠胃的消化负担或损伤消化道黏膜，使消化液分泌较少，易患肠胃病。

孕妇应少吃刺激性食物

有些女性喜欢食用带点辣味的食品，如川菜等。这些刺激性食物，可以起到促进食欲及血液循环的作用，但怀孕期间的女性不宜过量食用这些刺激性食物。

首先，辛辣食物容易消耗肠道水分，使胃肠腺体分泌减少，造成肠道干燥，可能引起消化功能紊乱，如胃部不适、消化不良、便秘，甚至产生痔疮。

其次，肠道发生便秘后，孕妇必然用力屏气解便，使腹压增加，压迫子宫内的胎儿，易造成胎动不安、早产等不良后果。

怀孕后，由于胎儿的长大，本身就会影响孕妇的消化功能和排便，如果孕妇始终保持着过多进食辛辣食物的习惯，一方面会加重孕妇的消化不良、便秘或痔疮的症状，另一方面也会影响对胎儿的营养供给，甚至增加分娩的困难。因此，女性在计划怀孕前3~6个月就应少吃辛辣食物。

孕妇不宜过量吃水果

虽然多吃水果益处多，但也不能毫无节制，食用过量水果对腹中的宝宝也会有害。如果过多摄入水果而不吃蔬菜或减少其他食物的摄入，就会减少蛋白质等营养成分的供给。如果准妈妈吃太多很甜的水果，把水果当正餐来食用，容易导致体内血糖升高，可能会引发妊娠期糖尿病。

孕妇吃水果的注意事项

维生素大量存在于动植物中，但其他食物一般都是加热后再食用，其中的维生素损失非常严重，只有水果是洗净后去皮生吃，最大限度地保存了维生素。

有妊娠期血糖异常的准妈妈不宜吃太多很甜的水果，摄入过多对母体和胎儿都会产生不良影响，如果血糖升高，孕妇容易出现呼吸道感染、皮肤感染、泌尿系统感染等，胎儿则可能出现畸形，严重时也可能导致胎死宫内。更不能把水果当作正餐来食用，因为尽管水果营养丰富，但并不全面，其蛋白质和脂肪含量不足；同时，用水果来代替蔬菜，会减少不溶性膳食纤维的摄入，容易诱发便秘。

❀ 孕期如何科学食用水果

首先，水果的补充，每天最多不要超过200克，尽量选择含糖量低的水果，不要无节制食用高糖分水果。其次，水果中含有发酵碳水化合物，吃后最好漱口。再次，饭后立即吃水果容易造成胀气。因此，吃水果宜在饭后2小时内或饭前1小时。最后，进食瓜果一定要注意饮食卫生，生吃水果前必须洗净外皮，不要用菜刀削水果，避免将寄生虫卵带到水果上。另外，对于那些非常喜欢吃水果的孕妇，最好在怀孕第24～28周时去医院进行定期血糖测定，随时监控，避免妊娠糖尿病的发生。

❀ 孕妇不宜过食菠菜

菠菜含有丰富的铁质，具有补血功能，所以被当作孕期预防贫血的佳蔬。其实，相对动物性食物，菠菜中含铁量并不高，而且含有大量草酸，草酸会影响锌、钙的吸收。孕妇过多食用菠菜会使体内钙、锌的含量减少，影响胎儿的生长发育。钙、锌是人体不可缺少的元素，孕妇缺钙不仅会影响自身的健康，还会对胎儿发育造成不良后果。孕妇缺锌会出现食欲下降、味觉不良等症状，造成对各种营养素的摄入减少，所以孕妇不宜过量食用菠菜。

❀ 孕妇不宜喝浓茶和咖啡

咖啡和茶中都含有咖啡因，咖啡因是中枢神经兴奋剂，排泄较快，对成人毒性不大。目前在临床上尚未见到饮用咖啡或含咖啡因的饮料与人类畸形有直接关联的案例。但在药物对胎儿致畸的动物试验中发现，咖啡因能引起小动物畸形，此结果应引起我们的重视。如果准备妊娠或已发现受孕，最好适当减少茶或咖啡的饮用量，并应避免饮用浓茶或浓咖啡。

孕妇吃蒜有讲究

大蒜，性温味辛，具有较强的抗病毒及杀菌作用，可以防治感冒。根据发病的原因，感冒分为两类：一类是由流感病毒引起，称为流行性感冒，简称流感。它是孕妇之大忌。因为流感病毒可随血液侵入胎盘，如果妊娠早期患流感可导致畸胎，发生在妊娠中、晚期，可导致流产或早产等。另一类由伤风受凉引起，称为普通感冒，是细菌或病毒感染所致，主要表现为鼻咽部炎症。孕妇因为免疫功能降低，更容易发病，应该积极预防。

下面介绍几种大蒜的食疗方法：取大蒜20克，捣烂为泥，糖水冲服，能散寒健胃，可预防感冒、流脑，治疗头痛、肺炎、痢疾、恶寒发热等，亦可助消化及增食欲。早饭前吃糖醋大蒜10克，连吃15天为一疗程，可防治妊娠高血压及慢性支气管炎。

贴心小提示 Intimate tips

根据孕妇的口味变化，煮、蒸、炒、焖、炖等烹调方法最合适，也可以用凉拌的方法满足她们清淡的口味要求。最好不要用油炸、油煎等烹调方法，因为这些方法加热的温度过高，会使食物中许多营养被破坏掉。

食来"孕"转 菜谱小推荐

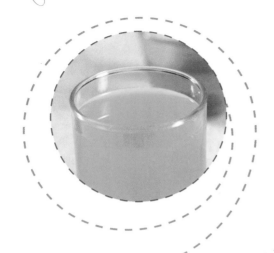

橘子汁

材料：橘子3个，白糖适量。

做法：

1. 将橘子洗净，去皮，掰成瓣，备用。
2. 将橘子放入榨汁机中，放入适量水，榨汁，加入适量白糖调味即可。

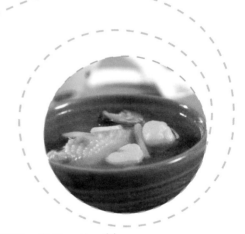

栗子煲鸡翅

材料：鸡翅150克，板栗80克，鲜香菇2朵，葱段、姜片、盐、料酒各适量。

做法：

1. 将鸡翅洗净，焯水，捞出沥干；板栗去壳及内皮，洗净；鲜香菇洗净，去蒂，切片，备用。
2. 砂锅置火上，倒入适量清水，放入鸡翅、板栗煮沸，撇去浮沫，加入香菇片、葱段、姜片煮沸，改用小火炖约40分钟，加入盐、料酒调味即可。

砂仁蒸鲫鱼

材料：鲫鱼1条，砂仁5克，姜丝、葱白丝、盐、淀粉、料酒、植物油、香油各适量。

做法：

1. 将砂仁洗净，捣碎；鲫鱼去鳞、鳃、内脏，洗净，用盐、淀粉、料酒拌匀涂抹鱼身，砂仁放在鱼腹内，入盘，备用。

2. 蒸锅置火上，放入鱼，隔水蒸15分钟至熟，取出，备用。

3. 锅置火上，倒油烧热，放入姜丝、葱白丝爆香，放在鱼上，淋入香油即可。

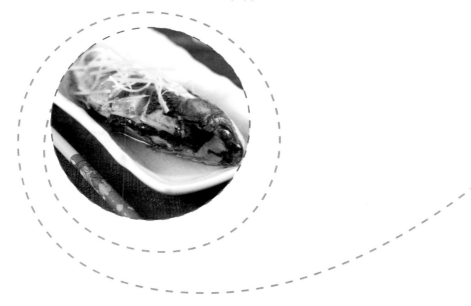

蒜蓉油麦菜

材料：油麦菜200克，葱末、蒜末、盐、植物油各适量。

做法：

1. 将油麦菜洗净，切段，沥水，备用。

2. 锅置火上，倒油烧至四成热，放入葱末、蒜末，炒出香味，放入油麦菜炒至断生，加入盐翻炒均匀即可。

双红南瓜汤

材料：南瓜500克，红枣10颗，红糖适量。

做法：

1. 南瓜削去表皮，挖瓤，洗净，切块；红枣洗净，去核。

2. 将红枣、南瓜块、红糖加水一起放入锅中，用小火煲煮至南瓜熟烂即可。

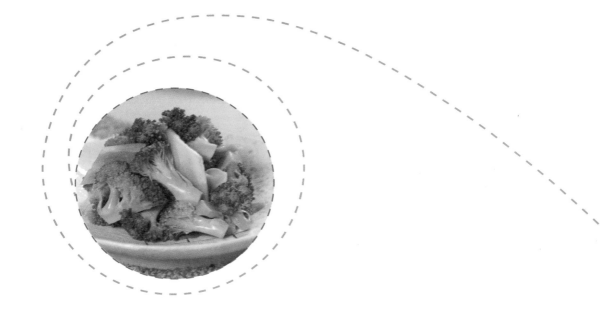

清爽西蓝花

材料：西蓝花300克，胡萝卜20克，盐、香油各适量。

做法：

1. 西蓝花洗净，掰成小块，用沸水焯熟后取出，晾凉。

2. 胡萝卜洗净，切成均匀的菱形片，待用。

3. 将焯过的西蓝花沥去水分，放入适量的盐拌匀装盘，上面放胡萝卜片点缀，淋上香油即可。

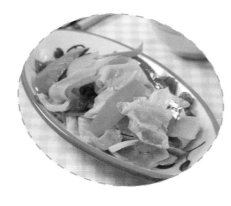

什锦蔬菜

材料：胡萝卜120克，荷兰豆80克，莴笋60克，圆白菜50克，盐、植物油各适量。

做法：

1. 胡萝卜去皮，与圆白菜均洗净，切片；荷兰豆择洗干净，掐去豆尖，切段，放入沸水锅中焯熟，捞出沥水；莴笋去皮，洗净，切片备用。

2. 锅中倒入适量植物油烧热，放入胡萝卜片、莴笋片、圆白菜片大火翻炒，再放入荷兰豆段翻炒至熟，加盐调味即可。

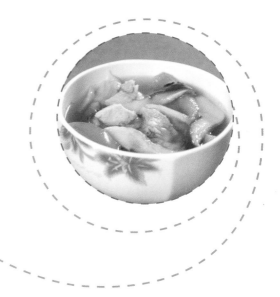

大排蘑菇汤

材料：排骨200克，鲜蘑菇片、番茄片各50克，料酒、盐各适量。

做法：

1. 排骨洗净，用刀背拍松，再敲断骨髓后加料酒、盐腌渍15分钟。

2. 锅中加入适量清水，煮沸后放入排骨，撇去浮沫，加料酒，用小火煮30分钟。

3. 汤煮好后加入蘑菇片再煮10分钟，放入盐、料酒后再放入番茄片，煮沸即可食用。

Chapter *2*

孕2月：清淡送来好孕

　　孕2月是胎儿器官形成的关键时期，最原始的大脑已经形成，这一时期的饮食营养主要以富含维生素、微量元素锌以及易于消化、蛋白质含量丰富的食物为主。当然，叶酸的补充也要继续进行。

给孕2月准妈妈的温馨提示

　　进入妊娠第2个月，由于激素的作用，大部分孕妇的头晕、乏力、嗜睡、流涎、恶心、呕吐、喜食酸性食物、厌油腻等早孕反应表现明显。多数孕妇会有尿频、乳房增大、乳房胀痛、腰腹部酸胀等症状，有人还会感觉到身体发热。这时孕妇子宫增大，大小如鹅蛋，小腹部尚看不出有什么变化。

　　怀孕第5～8周的饮食与营养十分重要。孕妇在此期间应适当多吃淀粉类食物，以保证必要的能量。早孕反应剧烈的准妈妈容易引起水盐代谢失衡，因此应多注意补充水分和微量元素，多吃坚果，这不仅可补充必需脂肪酸，还有利于宝宝大脑发育。

孕2月的营养需求

　　各种营养成分的摄取在总体上应满足一定的营养原则。一种营养素不能代替另一种营养素，各种营养之间失去平衡可能会影响机体对它们的吸收利用。例如，一种氨基酸缺乏，势必会妨碍其他氨基酸的利用以及蛋白质的合成。而某种氨基酸过多，也可引起氨基酸失衡或产生拮抗作用，对胎儿的生长发育有不良影响。因此，合理摄取营养的重要方法就是平衡膳食，也就是说，孕妇摄入的食品应能使摄入的能量适宜，又要使营养素之间的比例恰当，同时供给各种维生素、矿物质。

各种营养素要在人体内不断地进行代谢，人体对营养物质的需求也是一种连续的过程。孕妇要注意每天摄取各种营养，而不能今天暴饮暴食，明天则清汤寡水。孕妇要多吃粗粮，因为很多粗粮如玉米面、小米、土豆和红薯中的维生素、蛋白质、微量元素比大米和精面的含量高。

烹调的原则是少损失营养物质，使营养物质更容易吸收，而且适当使用各种调味品，使饭菜可口，增加食欲。做菜时应先洗净后再切，块不要太细，切后立即下锅，暴露在空气中的时间不宜太长，煮烧的时间不要太长，做饭做菜最好用铁质器具，烹调口味宜清淡。

饮食的内容和方式要适合这个妊娠阶段的生理需要和生理变化。此时为妊娠初期，胎儿较小，生长缓慢，向母体索取的营养不多，孕妇只要在普通膳食中增加一些含矿物质和维生素较多的食物，如蔬菜、水果就够了。

✿ 孕2月的饮食原则

妊娠初期，由于血糖偏低、酮体升高，孕妇易食欲不振、轻度恶心和呕吐，这时可以多吃粗粮、甘薯等含糖较多的食物，以提高血糖、降低酮体。在这段时期宜多吃鱼，因为鱼营养丰富，滋味鲜美，易于消化，特别适合妊娠早期食用。为了防止恶心、呕吐，要少食多餐，少吃油腻和不易消化的食物，多吃稀饭、豆浆等清淡食物。还可以在起床和临睡前吃少量面包、饼干和点心。

✿ 孕2月主要营养素的食品来源

妊娠第二个月是胎儿器官形成的关键时期，最原始的大脑已经长成。怀孕时期营养的好坏直接影响胎儿生长发育。孕妇营养不良，会使胎儿发育不良，导致婴儿智力低下、发育迟缓或胎儿畸形等，严重的还会引起流产、早产、死产。为确保营养胎教的成功实施，孕妇应注意摄入含有适量蛋白质、脂肪、钙、铁、锌、磷、维生素的食物。这时，孕妇还应注意不宜摄入过多动物脂肪，因为母体摄入过多的脂肪会产生巨大儿，造成分娩困难。同时，营养不足则又会导致孕妇头晕、全身无力、牙齿松动，引起缺钙、缺铁、贫血等营养不良疾病。因此，孕期应注意合理的营养及科学调配，以保证主要营养素的摄入。

孕妇在妊娠初期的三个月内，以高蛋白质、少油腻、易消化为原则，每日应保证有优质的蛋白质、充足的碳水化合物和维生素，应多吃水果、蔬菜，并保持心情愉快。最好不吃油炸、辛辣等不易消化和有刺激性的食物，以避免流产的发生。

🌼 孕早期要保持水电解质平衡

孕早期时，孕妇容易发生妊娠反应，由于早期胎儿不需太多额外营养，所以大多数情况下不会影响胎儿的发育，但有些妊娠反应特别剧烈的准妈妈由于频繁呕吐，不仅将胃内食物吐出，而且还将胆汁等吐出，从而导致体内水、钠、钾等营养素丢失。如未能及时纠正，就会出现水电解质平衡失调，使母体的健康受到严重损害，胎儿的健康也难以得到保障。这种情况下应尽快就诊，必要时在医生的帮助下采取肠内营养和肠外营养综合治疗，防止出现水电解质紊乱和酮症酸中毒。

🌼 孕妇应注意摄入蛋白质

蛋白质是女性怀孕时需求量最大、最重要的营养素，也是构造人体的内脏、肌肉及脑部的基本营养素，与胎儿发育有极大关系，因此，孕妇一定不能缺少蛋白质。蛋白质除作为能量的供应之外，还能提供人体不能合成的必需氨基酸。

妊娠早期蛋白质摄入量应不低于未孕女性的摄入量，每天需要优质蛋白质（含人体必需氨基酸的蛋白质）60～65克，以满足孕妇的需要。优质蛋白质主要来源于动物性蛋白质如蛋、肉、鱼、奶类，及植物蛋白质如大豆类。植物蛋白质在人体内的吸收利用率不如动物蛋白质高。所以，在补充蛋白质时，要将多种食物进行搭配，有效地补充蛋白质。

蛋白质与其他许多营养素一样，有一个最佳的补充量，最近研究证实，孕期过高蛋白质的饮食会影响孕妇的食欲，增加胃肠道的负担，并影响其他营养物质摄入，使饮食营养失去平衡。

过多地摄入蛋白质，人体内可产生大量的硫化氢等有害物质，容易引起腹胀、食欲减退、头晕、疲倦等现象。同时，蛋白质摄入过量，不仅可造成血中的氮质增高，而且也易导致胆固醇增高，加重肾脏肾小球滤过负担。因此，对于蛋白质的摄入应持适量、适度的原则，切不可盲目多补、滥补。

贴心小提示 Intimate tips

　　蛋白质主要来源于肉类、鱼类、蛋、奶酪、牛奶、豆类、豆制品等。其中，蛋类和奶类的蛋白质最易被人体吸收。植物蛋白质的摄取也很重要，豆类制品不但味道鲜美，且对胎宝宝的大脑发育有着特殊的功效。

孕妇应注意摄入足够的热量

　　孕妇妊娠过程中，由于大量贮存脂肪以及胎儿新组织生成，热量消耗高于未妊娠时期。因此，妊娠后对热量的需求增加，且随妊娠时间的延续而增加。保证孕妇热量供应极为重要，如果孕期热量供应不足，母体内贮存的糖原和脂肪被动用，孕妇便会出现消瘦、精神不振、皮肤干燥、骨骼肌退化、脉搏缓慢、体温降低、抵抗力减弱等症状。

　　据研究，孕妇膳食中热量摄入量直接影响胎儿的生长发育，摄入量少会使出生胎儿体重低。孕妇应摄入足够热量，以保持血糖处于正常水平。因为葡萄糖为胎儿代谢所必需，多用于胎儿呼吸，若胎儿耗用母体葡萄糖较多，母体就不得不以氧化脂肪及蛋白质来供能。当孕妇碳水化合物摄入不足、脂肪动用过快、氧化不全时极易出现酮体，对胎儿的脑部和神经系统发育将产生不良作用。

☆ 人体的热量主要来源于脂肪和碳水化合物

脂肪主要来源于动物油和植物油。植物油中如芝麻油、花生油、豆油、玉米油等既能提供热量，又能满足母体和胎儿对脂肪酸的需要，是食物烹调的理想用油。碳水化合物主要来源于蔗糖、面粉、大米、玉米、小米、红薯、土豆、山药等。碳水化合物比脂肪容易消化，在胃内停留时间较短，能缓解早期妊娠反应。除了各种粮谷食品，蔬菜和水果中也含有一定量的碳水化合物、膳食纤维、矿物质和水溶性维生素。但是蔬菜中碳水化合物的含量只有2%左右，而水果中碳水化合物含量一般均高于蔬菜，为10%左右，其中香蕉、芭蕉的碳水化合物含量为20%～26%，枣类的碳水化合物含量近30%。

孕妇的热量需求会随着妊娠中基础代谢的增加、胎儿和胎盘的生长发育、母体有关组织的增大以及体重的增加而增加。妊娠早期基础代谢增加不明显，胚胎发育缓慢，母体体重、乳房发育变化很小，所以热量的摄入量只要比未孕时略有增加就可以满足需要。

妊娠期女性每天碳水化合物的需要量为200～350克，最好根据体重的增加情况调整每日热量的供给，妊娠全程体重应增加12.5千克左右，孕中晚期每周增重应为0.3～0.5千克。

孕妇要摄入益智健脑食品

孕妇的饮食与胎儿的脑部发育关系极大。现代营养学家们指出，孕妇在怀孕期间的饮食非常重要，它直接影响胎儿的生长发育，特别是脑的发育。大脑的发育在胎儿期共有两次高峰，第一次在妊娠三四个月内，第二次在妊娠七个月到足月。

大脑质量的50%～60%是脂肪，而且绝大部分是不饱和脂肪。不饱和脂肪主要来源于植物类食物。富含不饱和脂肪的食物有：芝麻、花生仁、核桃仁、各种瓜子、大豆及其制品等。其中核桃所含脂肪的主要成分是亚油酸，这种物质正是胎儿大脑和视觉功能发育所必需的营养成分，其中的微量元素锌和锰是脑垂体的重要成分。亚麻酸的正常摄入应在怀孕前三个月开始，如果孕妇没有足够的供给，胎儿就无法形成健康大脑，而且神经系统一旦形成，就再也无法修补，将导致孩子成人以后出现注意力缺陷、多动性障碍、冲动、焦虑、发脾气、睡眠不好、记忆力差等症状，精神失调的概率增高6倍。

孕妇喝水"四不要"

孕妇不要等到口渴才饮水

口渴是大脑中枢发出要求补水的救援信号，说明体内水分已经失衡，细胞缺水已经到了一定的程度。口渴才饮水犹如田地龟裂后才浇水一样，为时已晚。

孕妇不要喝久沸或反复煮沸的开水

水在反复沸腾后，水中的亚硝酸银、亚硝酸根离子以及砷等有害物质的浓度相对增加。喝了久沸的开水以后，会导致血液中的低铁血红蛋白结合成不能携带氧气的高铁血红蛋白，从而引起血液中毒。

孕妇不要喝没有烧开的自来水

自来水中的氯与水中残留的有机物相互作用，会产生一种叫"三羟基"的致癌物质。孕妇也不能喝在热水瓶中贮存超过24小时的开水，因为随着瓶内水温的逐渐下降，水中会分解出有害的亚硝酸盐，对孕妇身体的内环境极为不利。

孕妇不要喝保温杯沏的茶水

因为茶水中含有大量的鞣酸、茶碱、芳香油和维生素等，如果用保温杯泡茶，多种维生素会被大量破坏而使营养降低、茶水苦涩、有害物质增多，饮用后会引起消化系统及神经系统的紊乱。

对准妈妈来说，正确的饮水方法应该是每隔两小时喝一次水，一天保证8次。在怀孕早期每天摄入的水量以1000～1500毫升为宜，孕晚期则最好控制在1000毫升左右。

❀ 孕妇不宜多吃桂圆等热补品

中医认为桂圆有补心安神、养血益脾之效，为滋补佳品。但桂圆甘温大热，一切阴虚内热体质及患热性疾病者均不宜食用。

女性怀孕后大多阴血偏虚，阴虚则滋生内热，因此孕妇往往有大便干燥、口干苔热、肝经郁热的症状。

中医通常有"胎前宜凉"的主张。桂圆甘温大热，孕妇食之不仅不能保胎，反而容易出现漏红、腹痛等先兆流产症状，甚至流产或早产，故孕妇不宜食用桂圆。不仅桂圆不宜多食用，人参、鹿茸、鹿胎胶、鹿角胶、荔枝等也不宜多食用。

❀ 孕妇饮食五大误区

营养的东西摄入越多越好

过多摄入营养会使脂肪囤积，导致肥胖和冠心病的发生。体重过重还限制了体育锻炼，从而导致抗病能力下降，可能造成分娩困难。过多的维生素A和维生素D还会引起中毒，导致胎儿出现畸形。

所以，孕期控制体重增加和合理饮食都是有讲究的，孕妇要根据健康饮食的要求安排好一日三餐。

食动物肝脏多多益善

动物肝脏中除含有丰富的铁外，还含有丰富的维生素A，孕妇适当食用对身体健康和胎儿发育有好处，但是也并不是多多益善。

孕妇如果过量食用动物肝脏，必然会导致维生素A摄入过多，从而引起胎儿发育异常。另外，动物肝脏还是动物体内最大的解毒器官和毒物周转站，如果长期过多食用，某些有毒物质会对孕妇和胎儿产生不良影响。

多吃酸性食物

中国民间历来常用酸性食物来缓解孕期呕吐，甚至有用酸性药物止吐的方法，这种方法并不可取。过量食用酸性食物会腐蚀牙齿，同时也对胃肠道黏膜造成一定的刺激，引起胃部不适，所以准妈妈吃酸性食物应适量。

食用鱼肝油多多益善

鱼肝油的主要成分是维生素A和维生素D，孕期适量补充鱼肝油，有利于母体健康和胎儿发育，同时也有益于孕妇对钙的吸收。但如果片面地认为服用鱼肝油越多越好，则会对孕妇和胎儿造成危害。

维生素A服用量过大，将会引起胎儿骨骼畸形、腭裂以及眼、脑畸形等的发生；而维生素D服用量过大，将会引起孕妇皮肤瘙痒、脱发以及胎儿主动脉发育不全、肺和肾动脉狭窄等缺陷。因此，孕期不宜长期大量服用鱼肝油。

晚餐吃得越多越好

晚饭是对下午劳动热量消耗的补充，同时也是对晚上休息时热量和营养物质需求的供应。但是，晚饭后人的活动较少，晚间人体对热量的需求量并不大，特别是睡眠时，只需要少量的热量和营养物质维持身体基础代谢的需要便可。因此，晚上孕妇不必吃得太丰盛，如果吃得太饱，食物摄入过量，会加重肠胃的负担，不利于消化。

食来"孕"转 菜谱小推荐

清拌菠菜

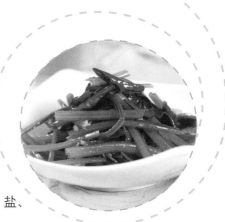

材料：菠菜250克，蒜末、干红辣椒段、香油、醋、盐、植物油各适量。

做法：

1. 将菠菜择洗净，切段，放入沸水锅中焯水，捞出过凉，放入盘中，备用。

2. 锅置火上，倒入植物油烧热，放干红辣椒段爆香，离火。

3. 将蒜末、干红辣椒油、香油、醋、盐放在菠菜段上，搅拌均匀即可。

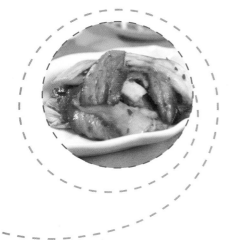

酱炒白菜回锅肉

材料：白菜300克，熟猪五花肉150克，植物油、葱末、姜末、豆瓣酱、料酒、酱油、味精、白糖、水淀粉各适量。

做法：

1. 将白菜洗净，逐叶掰开切片；熟猪五花肉切大片。

2. 炒锅置火上，倒油烧热，爆香葱末、姜末，放入豆瓣酱炒出红油，加入白菜片、肉片、料酒、酱油、味精、白糖、清水翻炒，用水淀粉勾芡即可。

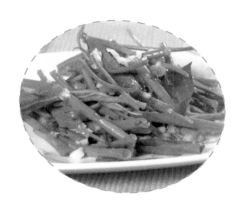

蒜蓉空心菜

材料：空心菜400克，蒜蓉、植物油、盐、味精、醋各适量。

做法：

1. 将空心菜择去老叶，切去根后洗净，沥净水分，切成3厘米长的段。

2. 锅加油，烧至五成热时，加一半量的蒜蓉炒出香味，加入空心菜。

3. 大火炒至八成熟时，加盐、味精、醋以及另一半蒜蓉，翻拌均匀即可。

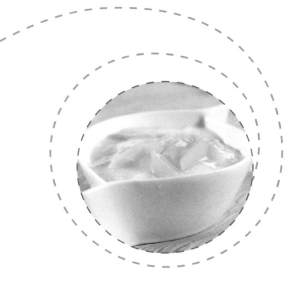

奶油玉米笋

材料：玉米笋400克，鲜牛奶80毫升，植物油、白糖、盐、面粉、清汤、水淀粉、奶油各适量。

做法：

1. 将玉米笋洗净，剞花刀，焯水，沥干，备用。

2. 锅置火上，倒油烧热，放入面粉炒出香味，加入少许清汤，加入鲜牛奶、盐、白糖、玉米笋，用小火煮至入味，用水淀粉勾芡，淋入奶油即可。

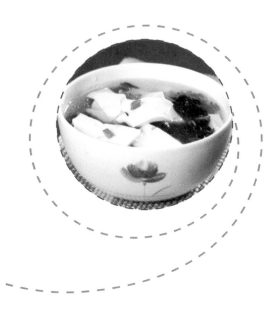

木耳豆腐汤

材料：豆腐200克，水发黑木耳25克，鸡
　　　汤、盐、葱末各适量。

做法：

1. 水发黑木耳洗净，去杂质，撕小朵；豆腐
　 洗净，切成片。

2. 将豆腐与黑木耳加入鸡汤、盐、葱末，同
　 炖10分钟即可食用。

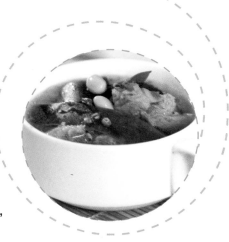

海带黄豆炖排骨

材料：猪排骨500克，黄豆50克，海带结100克，
　　　黄芪、通草、姜片、葱末、盐各适量。

做法：

1. 将排骨洗净，剁块，焯水；黄豆洗净浸泡；黄
　 芪、通草洗净后用纱布包成药包，备用。

2. 锅置火上，倒适量清水，放入排骨、黄豆、海
　 带结、姜片和药包，小火炖2小时，捞去药包、
　 姜片，加盐、葱末调味即可。

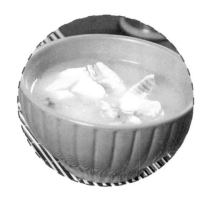

鲜鲤鱼汤

材料：鲤鱼1条，料酒、盐、姜片各适量。

做法：

1. 鲤鱼去鳃及内脏，切段，洗净，放入沸水中焯烫。

2. 锅内倒水烧沸，放入鱼、姜片、料酒和盐，转小火煮15分钟至鱼熟即可。

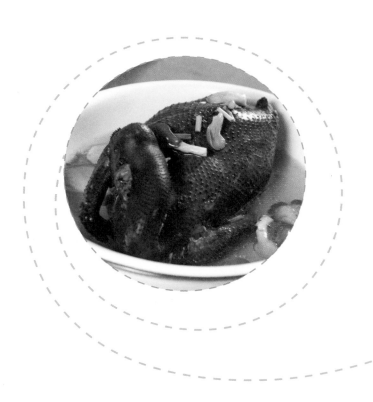

乌鸡白凤汤

材料：净乌骨鸡1只，白凤尾菇50克，料酒、葱段、姜片、盐各适量。

做法：

1. 锅中放清水加姜片煮沸，放入乌鸡、料酒、葱段，用小火焖煮至熟烂。

2. 鸡汤中放入白凤尾菇，加盐调味后煮沸3分钟起锅即可。

Chapter *3*

孕3月： 孕吐好烦人， 不想吃饭怎么办

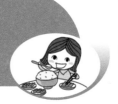

孕3月，胎宝宝进入了快速生长的时期，此时孕妈妈的营养非常关键。但是，这个月孕妈妈会因为妊娠反应而影响自己的正常进食。因此，孕妈妈可在医生的建议下适当补充维生素复合片，也可以尽量选择自己喜欢的食物进食。

给孕3月准妈妈的温馨提示

从外观上看，孕妇下腹部还未明显隆起，但体内的子宫却已增长如握拳大小。此时，增大的子宫开始压迫位于前方及后方的膀胱和直肠，因此孕妇会出现排尿间隔缩短、排尿次数增加、排尿不净的感觉，并且因子宫压迫直肠，加之孕妇精神忧虑不稳定，还容易出现毫无原因的便秘或腹泻。

怀孕第8周和第9周是妊娠反应比较重的阶段，过了这一阶段，孕妇的妊娠反应随着孕周的增加反而开始减轻，不久将自然消失。孕妈妈食欲开始增加，下降的体重逐渐回升。

从这段时期开始，孕妇的饮食最好以低盐为主。这是因为孕妇在怀孕期间，肾脏的负担加重，排钠量相对减少，容易产生水肿，而盐中含有大量钠，过量食用盐会加重水肿且使血压升高，甚至引起心力衰竭等疾病。孕妇每日摄盐量以不超过6克为宜。

🌸 孕3月的营养需求

胎儿发育早期，各器官的形成发育需要各种营养素，孕妇的饮食应满足胎儿对各种营养素的需要。

孕妇在食物的种类和数量方面可加以适当搭配，组成平衡膳食。以下食品可轮流选用同一类的不同食物。

蔬菜、水果类食物

它们主要供给维生素和矿物质，如胡萝卜素、维生素C、维生素B_2、钙和铁。

动物性食品

包括猪、牛、羊、鸡、鸭、鹅肉及其肝、肾、心、肚、水产类、蛋类。这些食物蛋白质含量高，容易消化吸收，是最重要的优质蛋白质的来源，还可提供一定的脂肪、脂溶性维生素和矿物质。

乳类和乳制品

它们是营养最完全的一类食品，富含蛋白质和容易吸收的钙。孕妇每日应尽可能保证摄入乳类和乳制食品200克。

碳水化合物

在怀孕早期，若孕妇的碳水化合物、脂肪供给不足，孕妇就会一直处于"饥饿"状态，会导致胎儿大脑发育异常，甚至导致出生后智商下降。碳水化合物主要来源于蔗糖、面粉、大米、红薯、土豆、山药等，孕妇每天应摄入150克以上的碳水化合物。

脂肪

脂肪的主要来源是动物油和植物油。植物油类中的芝麻油、豆油、花生油等是热量的主要提供者，能够满足母体和胎儿对脂肪酸的需要。同时，植物油也是烹调的理想用油。

孕3月的饮食原则

孕妇的饮食应遵循下列特点：

1.增加热量，特别是妊娠中期以后，热量应比平时高10%，但是不宜食用过多的脂肪。

2.营养素要相应增加，孕妇每千克体重需要蛋白质1～2克，而且必须增加维生素A、B族维生素、维生素C、维生素D、维生素K的摄入量。少吃多餐，多吃水果蔬菜。

3.适当吃酸、甜食物，少吃刺激性食物。

4.可以喝奶粉，饮食以清淡可口为宜，忌油腻辛辣、生冷刺激，多吃维生素、矿物质含量丰富的食物。

孕妇一定要吃早餐

孕妇如果不吃早餐的话，很容易引起低血糖，后果较为严重，若是怀孕初期甚至还有可能造成流产。为了自己和宝宝的健康成长，不愿意吃早餐的孕妇也要坚持吃一些。

晨起身体对于营养的吸收是有限的，建议早餐以流体食物为主，固体食物为辅。水分的补充很重要，应该饮用牛奶。牛奶中含有大量人体需要的钙、蛋白质和维生素，能够满足人体对营养的需要。早起喝杯早餐牛奶，搭配含有谷物纤维的固体食物，简单又营养。孕妇还可以直接饮用加了谷物的早餐奶，例如苦荞早餐奶，以满足人体所需的膳食纤维和微量元素。

营养学家指出，孕妇应该多吃一些含铁较为丰富的食物，不能挑食或是偏食，以防发生缺铁性贫血，从而危及自己和胎儿的健康。如果孕妇有晨吐现象的话，可在早上吃几块苏打饼干后，过一会儿再吃早餐。孕妇的早餐应该包括面包、鸡蛋或是肉类、果汁和牛奶，并且要注意适当吃些新鲜的水果，以保证维生素和其他营养的需要。

❀ 孕妇应多吃粗粮

人体中含有氢、碳、氮、氧、磷、钙等11种常量元素，还有铁、锰、钴、铜、锌、碘、钒、氟等14种微量元素（只占体重的0.01%）。这些元素虽然在体内的比重极小，却是人体中必不可少的。人体必需的微量元素，对孕妇、乳母和胎儿来说更重要，一旦缺乏会引起严重的后果。

人们在日常生活中要注意不偏食，尤其是孕妇，应尽可能以"完整食品"（指未经细加工过的食品，或经部分精制的食品）作为热量的主要来源。例如，少吃精制大米和精制面等。因为"完整食品"中含有人体所必需的各种微量元素（铬、锌等）及维生素B_1、维生素B_6、维生素E等，它们在精制加工过程中常常损失掉，如果孕妇偏食精米、精面，则易患营养缺乏症。

孕妇的膳食宜粗细搭配、荤素搭配，但是不要吃得过精，以免造成某些营养元素吸收不够。粗粮主要包括谷类中的玉米、紫米、高粱、燕麦、荞麦、麦麸以及豆类中的黄豆、青豆、赤豆、绿豆等。

❀ 孕妇要适当控制体重

老人们说一个人吃两个人补，多吃、吃好才能生个健康宝宝。为了下一代的健康，准妈妈将自身体重问题抛之脑后，尽可能地多吃。但是，体重的过度增加，不仅增添了新妈妈的烦恼，还给宝宝的健康带来了危害。

专家提出，孕妇体重过重会引发许多病症，如妊娠期高血压、妊娠期糖尿病及并发症等，也会增加孕育巨大儿的概率，难以顺产，使剖宫产相对增多。那么，到底孕期体重增加多少才合适呢？

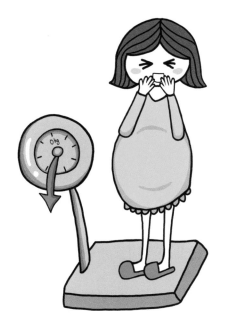

美国医学会推荐：根据准妈妈孕前体重指数〔BMI=体重（千克）÷身高的平方（米²）〕来计算孕期体重增加量。

贴心小提示 Intimate tips

BMI<19.8的准妈妈，孕期总增重量应为12.5～18.0千克；孕前BMI正常（18.5～23.9）的妈妈们，孕期体重增长可以为11.5～16千克；孕前BMI为24～26.9的孕妈妈，孕期体重增长应在7～11.5千克。如果孕前BMI≥27，那孕期体重增长在6千克以上就行了。在孕期的10个月里，体重的增加并非按照时间顺序均等平摊。只有讲究科学，遵循孕期体重"增长曲线"的规律才能保证妈妈和宝宝的健康。

8个小窍门帮准妈妈控制体重

1.在家里准备一个体重测量计，随时掌握体重变化情况。

2.一日三餐一定要有规律。

3.多吃一些绿色蔬菜。蔬菜本身不但含有丰富的维生素，而且还有助于体内钙、铁、纤维素的吸收，以防止便秘。

4.避免用大盘子盛装食物，面对一大盘子美味的诱惑可能会失去控制力。可以用小盘子盛装或者实行分餐制。

5.少吃油腻食物，多吃富含蛋白质、维生素的食物。

6.准妈妈吃饭时要细嚼慢咽，切忌狼吞虎咽。

7.尽量少吃零食和夜宵，特别是就寝前2小时左右别吃东西。

8.别为了怕浪费而吃过多食物。怀孕期间尤其要避免这种情况，以免食物没浪费却增加了体重。

孕妇可以适量摄入"脑黄金"

"脑黄金"是不饱和脂肪酸二十二碳六烯酸，它的英文缩写是DHA，属于人体大脑中枢神经和视网膜发育不可缺少的营养物质。

DHA属于长链多不饱和脂肪酸中的一种，同蛋白质、氨基酸一样，是人类健康不可缺少的营养要素之一。它对视觉、大脑活动、脂肪代谢、胎儿生长及免疫功能和避免老年性痴呆都有极大影响，DHA缺乏时可引发一系列症状，包括生长发育迟缓、皮肤异常、不育、智力障碍等。

胎儿期是人体积聚DHA等大脑营养最迅速的时期，也是大脑和视力发育最快的时期。孕妇摄入DHA等营养可以通过脐带供胎儿吸收，满足胎儿发育需要。

母乳是婴幼儿的最佳食物。哺乳期妈妈摄入足量的DHA可以维持乳汁中DHA处于较高水平。若胎儿及婴幼儿从母体和母乳中获得的DHA等营养不足，大脑发育过程就有可能延缓或受阻，智力发育将停留在较低的水平，而且有可能造成婴幼儿视力发育不良。因此，孕妇及时摄入足量的"脑黄金"是十分必要的。

孕妇不宜常食用精制米面

长期食用精制米面会造成营养成分单调，影响人体营养平衡。研究表明，长期食用精制米面易引起孕妇维生素C、维生素B_1和各种微量元素的缺乏，并由此影响胎儿。此外，还会导致孕妇纤维素摄入减少，引起便秘，而经常性的便秘会诱发痔疮。由此可见，孕期应注意食用一些粗制谷物，以利于营养均衡。

孕妇不宜过多吃肉

肉类能补充一部分人体需要的营养素，但吃肉过多，会影响其他营养素的吸收，引起营养不良。吃肉过多，还会使孕妇和胎儿体重过大，造成难产。此外，人体呈微碱性状态是最适宜的，如果偏食肉类，则使体内趋向酸性，容易致使大脑迟钝、不灵活，影响宝宝智力发展。

孕妇不宜食用过敏性食物

孕妇食用过敏食物不仅会造成流产、早产、胎儿畸形，还可致婴儿出现多种疾病。

研究发现，约有50%的食物对人体有致敏作用，有过敏体质的孕妇可能对某些食物过敏，这些过敏食物经消化吸收后，可从胎盘进入胎儿血液循环中，妨碍胎儿的生长发育，或直接损害某些器官，如肺、支气管等，从而导致胎儿畸形或罹患疾病。

因此，如果孕妇以往吃某些食物发生过过敏现象，在怀孕期间应禁止食用；不吃易过敏的食物，如海产鱼、虾、蟹、贝壳类食物及辛辣刺激性食物；食用异性蛋白质食物，如动物肉、肝、肾、蛋类、奶类、鱼类应烧熟煮透；不吃过去从未吃过的食物或霉变食物；在食用某些食物后如发生全身发痒、荨麻疹或心慌、气喘、腹痛、腹泻等现象，应考虑到食物过敏，立即停止食用。

孕妇不宜吃方便面

人体的正常生命活动需要六大营养素，即蛋白质、脂肪、碳水化合物、矿物质、维生素和水。只要缺乏其中一种营养素，时间长了，人就会患病。而方便面的主要成分是碳水化合物，汤料只含有味精、盐分等调味品，即使是鸡汁、牛肉汁、虾汁等各种名目的方便面，其中肉汁成分的含量也非常少，远远满足不了人体每天所需要的营养量。

吃方便面易造成孕妇营养不良，进而引起胎儿体重不足，甚至导致新生儿死亡，所以孕妇应尽可能避免食用。

孕妇不宜吃久放的土豆

土豆放久了会发芽，发芽的土豆可引起食物中毒，这一点早已为人们所知。但虽未发芽、贮存时间很长的土豆对人的影响却很少有人知晓和重视。土豆中含有生物碱，存放越久的土豆生物碱含量越高，食用这种土豆可影响胎儿正常发育，导致胎儿畸形。当然，人的个体差异很大，并非每个人食用长期贮存的土豆后都会出现异常，但孕妇还是不吃为好。

孕妇不宜吃油条

一般来说，油条制作时都加入一定量的明矾，而明矾是一种含铝的化合物。一般每500克炸油条用的面粉中含有15克明矾，如果孕妇每天吃两根油条，就等于吃了3克明矾，蓄积起来其摄入的量就相当惊人了。明矾可通过胎盘进入胎儿的大脑，影响大脑发育，从而增加痴呆儿的发生率。

怎样定期进行产前检查

准妈妈从怀孕开始，直到生产为止，会经历各种大大小小的检查项目。准妈妈只有按时做产检，日后才能将胎儿顺利产出。不可因人为疏忽或刻意不产检而影响自身及胎儿的安危。

第1次产检——12周

准妈妈在孕期第12周时正式开始进行第1次产检。一般医院会给妈妈们办理"孕妇健康手册"。日后医师为每位准妈妈做各项产检时，会依据手册内记载的检查项目分别进行并做记录。检查项目主要包括：

测量体重和血压，医师通常会问准妈妈未怀孕前的体重数，以作为日后准妈妈孕期体重增加的参考依据。整个孕期中理想的体重增加值为10～12.5千克。

听宝宝心跳，医师运用多普勒胎心仪来听宝宝的心跳。

验尿，主要是验准妈妈的尿糖及尿蛋白两项数值，以判断准妈妈本身是否可能血糖有问题、肾功能健全与否、是否有发生子痫的危险等。

身体各部位检查，医师会针对准妈妈的甲状腺、乳房、骨盆腔来做检查。

抽血，主要是验准妈妈的血型、血红蛋白、肝功能、肾功能及梅毒、乙肝、艾滋病等，为未来做好防范。

检查子宫大小，为检测以后胎儿的成长是否正常做准备。

做"胎儿颈部透明区"的筛检，即可早期得知胎儿是否为罹患唐氏综合征的高危险群。这项检查主要是以超声波来看胎儿颈部透明区的厚度，如果厚度大于2.5（或3）以上，胎儿罹患唐氏综合征的概率就会较高，这时医师会建议准妈妈再做一次羊膜穿刺，来看染色体是否异常。

第2次产检——13～16周

准妈妈要做第2次产检。除基本的例行检查外，准妈妈在怀孕16周以上，可抽血做唐氏综合征筛检，并看第1次产检的抽血报告。16～20周开始进行羊膜穿刺，主要是看胎儿的染色体是否异常。

第3次产检——17～20周

准妈妈要做第3次产检。在孕期20周做超声波检查，主要是看胎儿外观发育上是否有较大问题，医师会仔细量胎儿的头围、腹围，看大腿骨长度及检视脊柱是否有先天性异常。

第4次产检——21～24周

准妈妈要做第4次产检。大部分妊娠糖尿病的筛检，是在孕期第24周做。如准妈妈有妊娠糖尿病，在治疗上，要进行饮食调整，如果调整饮食后还不能将餐后血糖控制在理想范围，则需通过注射胰岛素来控制，孕期不能使用口服的降血糖药物来治疗，以免造成胎儿畸形。

第5次产检——25～28周

准妈妈要做第5次产检。此阶段最重要的是为准妈妈抽血检查乙型肝炎，目的是要检视准妈妈本身是否携带乙型肝炎病毒，如果准妈妈的乙型肝炎两项检验皆呈阳性反应，一定要在准妈妈生下胎儿24小时内，为新生儿注射疫苗，以免让新生儿遭受感染。此外，要再次确认准妈妈前次所做的梅毒反应，确认是呈阳性还是阴性。曾注射过德国麻疹疫苗的女性，因为是将活菌注射入体内，因此最好在注射后3～6个月内不要怀孕，以避免可能会对胎儿造成的一些不良影响。

第6次产检——29～32周

准妈妈要做第6次产检。医师要陆续为准妈妈检查是否有水肿现象。由于大部分的子痫前症会在孕期28周以后发生，如果测量结果发现准妈妈的血压偏高，又出现蛋白尿、全身水肿等情况，准妈妈须多加留意，以免有子痫前症的危险。另外，准妈妈在37周前，要特别预防早产的发生，如果阵痛超过30分钟以上且持续增加，又合并有阴道出血或出水现象，一定要立即送医院检查。

第7次产检——33~35周

准妈妈要做第7次产检。到了孕期34周时，准妈妈要做一次详细的超声波检查，以评估胎儿当时的体重及发育状况，并预估胎儿至足月生产时的重量。一旦发现胎儿体重不足，准妈妈就应多补充一些营养素；若发现胎儿过重，准妈妈在饮食上就要稍加控制，以免日后需要剖宫生产，或在生产过程中出现胎儿难产的状况。

第8次产检——36周

从36周开始，准妈妈愈来愈接近生产日期，此时所做的产检，以每周检查1次为原则，并持续监视胎儿的状态。

第9次产检——37周

37周进行第9次产检。由于胎动愈来愈频繁，准妈妈宜随时注意胎儿及自身的情况，以免胎儿提前出生。

第10次产检——38~40周

从38周开始，胎位开始固定，胎头已经下来，并卡在骨盆腔内，此时准妈妈应有随时生产的心理准备。有的准妈妈到了42周以后，仍没有生产迹象，就应考虑让医师使用催产素。

食来"孕"转 菜谱小推荐

清炖鲫鱼

材料：鲫鱼500克，干香菇25克，香菜末、葱末、姜末、植物油、盐、鸡精各适量。

做法：

1. 将鲫鱼去鳃、内脏、鳞，洗净；干香菇泡发，洗净，切丝。

2. 锅置火上，倒油烧热，放入鲫鱼煎至两面微黄，放入葱末、姜末略炒，放入香菇丝，倒入适量清水，炖至汤奶白，加入盐、鸡精，撒入香菜末即可。

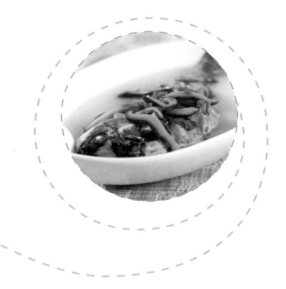

清炒鱿鱼卷

材料：水发鱿鱼250克，植物油75克，葱、姜、料酒、盐、胡椒粉各适量。

做法：

1. 将鱿鱼洗净从中间切开，一面切十字花刀，再切成2厘米长的段。

2. 葱、姜洗净，切碎，将料酒、盐、胡椒粉兑成汁。锅加水烧开，将鱿鱼段入锅稍煮。待其成卷捞出，控出水分。

3. 油锅烧热，把鱿鱼、葱、姜一同入锅稍炒，烹入兑好的调料，炒熟即可。

奶汤瓜片

材料：黄瓜200克，火腿、豌豆各15克，盐、花椒水、味精、鲜
　　　牛奶、高汤各适量。

做法：

1. 把黄瓜去籽，切成片；火腿切成小片。
2. 锅内放高汤，加盐、花椒水、黄瓜片、牛奶、火腿、豌豆烧
   沸，撇净浮沫盛在碗内，加味精即可。

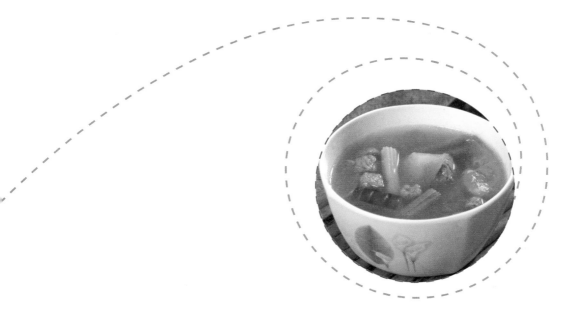

牛肉蔬菜汤

材料：牛肉75克，洋葱、土豆各50克，芹菜、番茄、牛骨、盐、料酒、葱段、姜片各适量。

做法：

1. 牛肉切大丁，入水焯烫后捞出；洋葱去外膜切除尾部；土豆去皮；芹菜切长段；
   番茄去蒂，洗净，切瓣备用。
2. 锅中加水放入牛骨、葱段、姜片，大火煮沸后，将材料及料酒一起放入锅中，待
   煮沸后，改以小火将牛肉煮至熟烂，加盐调味即可。

乌鸡糯米葱白粥

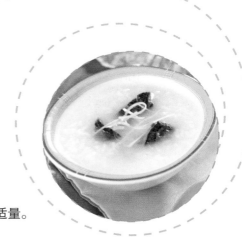

材料：乌鸡腿1只，圆糯米45克，葱白1根，盐适量。

做法：

1. 乌鸡腿洗净，切成小块，焯烫洗净，沥干。

2. 将乌鸡腿块加4碗水熬汤，大火煮沸后转小火，约煮15分钟，再倒入圆糯米煮，再次煮沸后转小火煮。

3. 葱白切细丝，待糯米煮熟后，再加入盐调味，最后入葱丝焖一下即可。

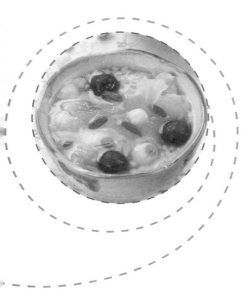

莲子糯米粥

材料：莲子50克，糯米100克，红枣、枸杞、白糖各
　　　适量。

做法：

1. 将莲子去芯后，清水洗净；将红枣洗净备用。

2. 把糯米淘洗干净，用清水浸泡1~2小时。

3. 将莲子、糯米、红枣、枸杞放入锅中，加清水适量，置于火上，煮成粥，加入白糖调味即可。

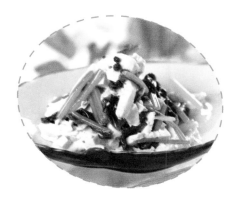

翡翠豆腐

材料：豆腐1块，菠菜梗200克，花椒油、盐、味精各适量。

做法：

1. 将豆腐上屉蒸一下，去掉水分，切成细丝，然后用凉水过凉，沥净水。

2. 将菠菜梗洗净，切成段，放入沸水中焯一下，捞出，放入凉水中过凉，沥净水。

3. 将豆腐丝和菠菜段装入盘内，浇上热花椒油，撒上盐和味精拌匀即可。

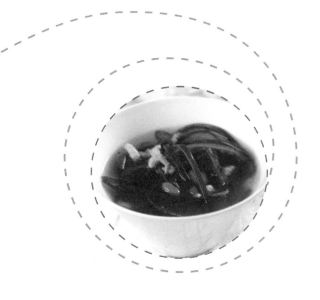

海米海带丝

材料：海带丝100克，海米50克，枸杞、姜片、料酒、酱油、香油各适量。

做法：

1. 海米入蒸锅中，隔水蒸至柔软后取出；姜片切细丝，备用。

2. 锅中加清水烧沸，将海带丝倒入，加入料酒，捞起并滤去水分后装盘，待凉后将姜丝、海米及枸杞撒于海带丝上，并加入酱油、香油拌匀即可。

Chapter 4

孕4月：营养元素来报到，开启全面食补模式

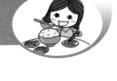

从孕4月开始，胎宝宝开始迅速生长发育，每天需要大量营养素。这一时期应尽量满足胎儿及母体营养素存储的需要，避免营养不良或缺乏造成的影响，避免过多脂肪和过分精细的饮食。

给孕4月准妈妈的温馨提示

本月胎盘已形成，流产的可能性明显减小，加之早孕反应自然消失，孕妇身体和心情舒爽多了。但白带增多、腹部沉重感及尿频现象依然持续存在。腹中胎儿的身体各个器官和组织液开始进入迅速发展期，每天几乎以1克的速度增长，对营养物质的需求非常大。

科学研究证明，大脑细胞的数量和结构与未来宝宝的智力高低水平密切相关，如果在此时期营养不良，则可使胎儿脑细胞增殖减慢，甚至停止分化。因此，孕妇须充分且均衡地摄取各种营养，尤其是有过严重早孕反应的孕妇更应注意保证充分的营养。

孕4月的饮食原则

进入第4个月，孕妇的情况已经大有改善，但是对于饮食营养的关注仍旧丝毫不能放松。

此时应该增加各种营养素的摄入量，尽量满足胎儿迅速生长及母体营养素储存的需要，避免营养不良或营养缺乏对胎儿生长发育和母体健康产生的不良影响。

可选用标准米、面，搭配一些杂粮，如小米、玉米、燕麦片等。一般来说，每日主食摄入应为400～500克，这对保证热量供给、减少蛋白质消耗有着重要意义。动物性食品所提供的优质蛋白质是胎儿生长和孕妇组织增长的物质基础。此外，豆类以及豆制品所提供的蛋白质与动物性食品相仿，可适当选食豆类及其制品以满足机体需要。但动物性食品提供的蛋白质应占总蛋白质质量的1/3以上。

由于孕妇要负担两个人的营养需求，因此需要比平时更多的营养，同时尽量避免过分刺激的食物，如辣椒、大蒜等。孕妇每天早晨最好喝一杯开水。

此外，要避免过多脂肪和过分精细的饮食，且一定要保证钙、铁和维生素的摄取。

孕4月的营养胎教

如果母体不能及时从饮食中补充蛋白质、维生素、矿物质，母体的肌肉、骨骼等组织的营养就会被动用以保证胎儿的需要。这样，母亲就可能发生妊娠期贫血、甲状腺肿大、骨质疏松等疾病，并出现体重锐减等现象，而胎儿则有早产、死胎等危险，其智力发育也会受到影响。胎儿4个月时，发育增快，需要有足够的热量、蛋白质和维生素供给。摄食应注意：

1.为促进肌肉及血液发育，应充分摄取含有优质蛋白质的鱼、肉、蛋及大豆制品。

2.预防贫血可食用含有维生素或铁等矿物质的食物，如绿黄色蔬菜、肝脏、贝类等。

3.孕妇所需的钙质为平常的1.5倍左右，因此应多摄取钙质。

4.维生素C可从新鲜蔬菜、水果等食品中获取。

5.人体的热量来源主要是米饭、面包、油脂类等。一般来说，怀孕中期的每日食谱可这样安排：粗、细粮各约150克；鸡蛋1～2个或豆制品100克；瘦肉或鱼100～150克；植物油20～25毫升；蔬菜500克；虾皮或海米5～10克；水果适量。

✿ 孕妇要注意适量补钙

女性在怀孕期间，身体会流失大量的钙，因为胎儿发育所需要的钙全部来源于母体。也就是说，孕妇体内现有的钙有相当一部分要进入宝宝体内。

如果孕妇钙摄入不足，会对胎儿及孕妇自身产生较大的影响。轻度缺钙时，机体会调动母体骨骼中的钙来保持血钙的正常；严重缺钙时，孕妇会出现腿抽筋的现象，甚至引起骨软化症。母体钙缺乏还会对胎儿的生长发育产生不良影响，孩子出生后容易出现颅骨软化、骨缝宽、囟门闭合延迟等异常现象。

一个成熟胎儿体内约含钙30克。《中国居民膳食营养素参考摄入量》对孕中期女性钙的推荐值为每日1000毫克，孕晚期为每日1200毫克。

✿ 合理补钙通常从两方面着手

食补

从均衡饮食结构入手，不仅是最安全、最合理的补钙方式，也更易为人们所接受。

孕妇可多吃些含钙丰富的食物，如奶和奶制品、动物肝脏、蛋类、豆类、坚果类、虾皮、芝麻酱、紫菜、海产品、山楂及一些绿色蔬菜，但要注意饮食搭配，防止钙与某些食品中的植酸、草酸结合，形成不溶性钙盐，以致钙不能被充分吸收利用。含植酸和草酸丰富的食物有菠菜、竹笋等，所以，不要将这些菜与含钙丰富的食物一起烹调。

具体可每天早、晚分别喝牛奶250毫升，就可补钙约600毫克。再加上多吃含钙丰富的食物，如骨头汤、鱼、虾等就能满足孕妇的需要。

药补

如果通过食品还不能满足身体所需，可在医生指导下服用补钙产品。

每次服用钙的剂量不要过大，孕妇可以把600～800毫克的钙剂分成2～3次服用。一次服用尽量不要超过500毫克。

一般来说，钙制剂标明含钙量有两种方式：一种是含钙化合物的量；另一种是含钙元素的量。在购买钙产品时，应注意产品包装上标明的以钙元素计算的钙含量。但单以钙含量作为选择钙制品的标准是片面的，还要兼顾其溶解度、吸收利用度以及价格、口味等。如维生素D是钙磷代谢最重要的调节因子之一，因此在钙片中应适量添加维生素D，以增加钙吸收。但如果不注意，服用了过多的维生素D，也会造成人体中毒。

孕妇服用钙片后不宜立即饮茶或用茶水服用。此外，孕妇补钙要适量，摄入钙过多会影响铁等其他营养素的吸收，可致孕妇便秘和高钙血症，甚至会导致结石。

孕妇要注意补铁

铁是人体中制造血红蛋白的重要原料。怀孕后，由于体内原先储备不足，而同时机体对铁的需求量日趋增大，加上吸收率低，女性妊娠期对铁的需要量明显增加。如果铁摄入量不足，就会造成缺铁性贫血，减弱孕妇机体的抵抗力，严重影响胎儿生长发育。

女性孕期铁的需求量增加的原因主要有三：一是女性怀孕后，母体内血容量比未孕时约增加45%，故孕期对铁的需要量也会相应增加，整个孕期需求增加600毫克左右；二是胎儿自身造血及身体的生长发育都需要大量的铁，整个孕期胎儿需铁近400毫克；三是分娩时的出血及婴儿出生后的乳汁分泌也要求孕妇在孕期储备一定量的铁，整个孕期约需200毫克。所以女性孕期容易出现贫血。

食物中铁的营养价值与吸收率有关，而动物性食物中的铁比植物性食物中的铁容易被人吸收。如动物肉及肝中铁的吸收率为22%，鱼为11%，而鸡蛋黄中的铁与磷、蛋白质吸收率仅为3%，大豆为7%，大米则只有1%。

因此，经常食用肝脏、肉类、虾、蟹、豆类等食物是防治缺铁性贫血的好方法。如果将含铁丰富的食物与含蛋白质及维生素C的食物一起食用，铁的吸收会更好。

补铁应吃什么

孕妇应该注意膳食的调配，有意识地食用一些含铁质丰富的食品，如动物内脏、蔬菜、肉类、鸡蛋等。其中以猪肝的含铁量最高。瘦肉、紫菜、海带等也含有一定量的铁质。

需要注意的是：在补充含铁食物的时候，应避免与牛奶、茶叶同食，最好与含维生素C丰富的水果等同食，因为维生素C能够提高铁的吸收率。

必要时，孕妇可在医生指导下服用铁剂。一般服用铁剂10天左右，贫血症状就会开始逐渐减轻，连续服用2～3个月，贫血可得到纠正。最好在服用铁剂的同时加服维生素C 100毫克，有助于铁的吸收。服药要坚持，不可间断，而且在贫血被纠正后还应继续服药1～2个月，但此时每天服1次药即可。

孕妇要注意补锌

锌是人体必不可少的微量元素，锌是酶的活化剂，参与体内80多种酶的活动和代谢，它与核酸、蛋白质的合成，与碳水化合物、维生素的代谢，与胰腺、性腺、脑垂体的活动等关系十分密切，发挥着非常多、也非常重要的生理功能。锌能刺激细胞的分裂，是促进组织生长，帮助创伤组织修复及智力发育的重要物质。所以，缺锌万不能忽视。

怀孕的女性担负着自身和胎儿两个人的营养需要，缺锌的情况更普遍一些，应该经常做检查，在医生的指导下适量补锌，这对孕期保健和胎儿正常发育很有意义。人体内的锌主要贮存于骨骼内。锌不像钙那样，胎儿没有能力将母体骨骼内的锌随时动员出来加以吸收，妊娠期间一旦锌摄入量不足，母体骨骼中锌含量并不会下降，而胎儿血浆中锌浓度会迅速下降。

对胎儿来说，缺锌主要会影响其在宫内的生长，会波及胎儿的脑、心脏、胰腺、甲状腺等重要器官，使之发育不良，也给婴儿出生后上述器官功能不全或者患病带来隐忧。临床研究证明，一些胎儿中枢神经系统先天性畸形、宫内生长迟缓，以及婴儿出生后脑功能不全，都与孕妇缺锌有关。对孕妇自身来说，一方面，缺锌会降低自身免疫能力，容易生病，而孕妇生病自然殃及胎儿；另一方面，缺锌会造成孕妇味觉、嗅觉异常，食欲减退，消化和吸收功能不良，这样又势必影响胎儿发育所需的营养供给。

补锌应吃什么

补锌主要是通过饮食补充。锌含量多的食物有牡蛎、麦芽，其次是瘦肉、鱼类、牛奶、核桃、花生、芝麻、紫菜、动物肝脏等。动物性食物含锌较丰富的有瘦猪肉、瘦牛肉、瘦羊肉、鱼肉及蚝肉等，植物性食物则以硬壳果类，如核桃仁等含锌元素最为丰富。

孕妇要注意补碘

孕妇缺碘不仅给自身造成了危害，还影响胎儿，可使胎儿生长缓慢，甚至生长停滞，对甲状腺功能低的孕妇来说尤其如此。甲状腺对胚胎脑和神经细胞的发育起着重要作用，碘也会直接影响胎儿的神经组织发育，特别是对胎儿大脑皮质中主管语言、听觉部分的分化和发育有直接影响。在胚胎3～5个月的时候，神经组织分化旺盛，若此时缺碘，就会影响胎儿脑皮质发育，使脑重量减轻，从而出现胎儿智力低下、聋哑或痴呆，此外，还可能出现身材矮小、小头、低耳位等异常儿。

准妈妈服药注意事项

从优生优育的角度来看，误服药物对胎儿是否造成影响显得尤为重要。至今为止，药物对胎儿的实际致畸作用及潜在的毒副作用是难以估计和预测的。预测时不仅要从药物的药理作用及作用机制出发，而且还要从服药时间及有关症状加以考虑。

从药理来看

应完全避免使用的药物包括：雄激素、雌激素、己烯雌酚、口服避孕药、黄体酮，这些药物可使女胎儿男性化，男胎儿发育不良或死胎、早产和腭裂等；秋水仙碱、环磷酰胺等，会使染色体断裂；四环素类药物，会导致骨及牙釉质发育不全；烟碱，有致畸作用。以上药物应避免使用。

对胎儿可能产生损害的药物：制酸药、阿司匹林、呋塞米、庆大霉素、吲哚美辛、铁、锂、烟酰胺、口服降血糖药、磺胺甲唑、弱安定类药、甲氧苄氨嘧啶、大剂量维生素C和大剂量维生素D等。这些药物应尽可能避免或减少使用。

从服药时间来看

安全期：服药时间发生在孕3周以内，称为安全期。由于此时囊胚细胞数量较少，一旦受有害物的影响，细胞损伤则难以修复，不可避免地会造成自然流产。此时服药不必为生畸形儿担忧。若无任何流产征象，一般表示药物未对胚胎造成影响，可以继续妊娠。

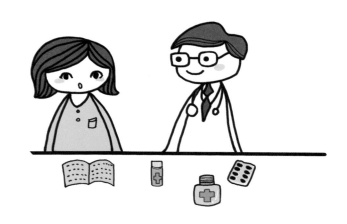

高敏期：孕3～8周内称高敏期。此时胚胎对于药物的影响最为敏感，致畸药物可产生致畸作用，但不一定引起自然流产。此时应根据药物毒副作用的大小及有关症状加以判断，若出现与此有关的阴道出血，不宜盲目保胎，应考虑中止妊娠。

中敏期：孕8周～孕5个月称为中敏期。此时是胎儿各器官进一步发育成熟的时期，对于药物的毒副作用较为敏感，但多数不引起自然流产，致畸程度也难以预测。此时是否中止妊娠应根据药物的毒副作用大小等因素全面考虑，权衡利弊后再作决定。继续妊娠者应在妊娠中、晚期做羊水、B超等检查，若是发现胎儿异常应予引产；若是染色体异常或先天性代谢异常，应视病情轻重及预后，或及早终止妊娠，或予以官内治疗。

低敏期：孕5个月以上称低敏期。此时胎儿各脏器基本已经发育，对药物的敏感性较低，用药后不常出现明显畸形，但可出现程度不一的发育异常或局限性损害。因此，服药必须十分慎重。

如果准妈妈有其他内科疾病，如甲状腺亢进、气喘、癫痫、糖尿病、红斑狼疮等，应该在疾病等稳定状况下，经医师同意后再计划怀孕。因为任何内科的疾病，在产前控制得越好，怀孕中就越不容易恶化，也较不会影响胎儿的健康。至于有需要在怀孕期间持续服药控制病情者，也要向医师咨询此药物是否会影响胎儿的正常发育，切勿因害怕药物导致畸胎而自行断药，这样不但会使母亲病情加重，更会间接危及胎儿的健康。

另外，若准妈妈有病必须用药时，可选用通常认为无致畸作用的老药，由于对新药致畸性尚未充分了解，一般应避免使用。

🌼 孕期吃酸有讲究

孕妈妈普遍都会对酸味食物特别感兴趣，这不足为奇，但酸味的食物种类繁多，到底哪些才是孕妈妈可以大量食用的呢？

女性在怀孕后，体内会分泌毛膜促性腺激素，毛膜促性腺激素会使胃酸的分泌量降低，致使孕妇出现食欲欠佳、恶心、干呕等症状。而酸味的食物恰恰可以改善孕妈妈出现的这种不良反应。酸味的食物能够刺激胃液分泌，加快肠胃蠕动的速度，提高孕妈妈食欲，改善孕期内分泌变化带来的消化功能不良。而且酸味食物还可以促使食物中钙质溶解，帮助孕妈妈吸收钙质，有利于胎儿骨骼的发育。因此吃酸味的食物对孕妈妈是有一定好处的。

但是在选择酸味食物时要谨慎，因为有些酸味食物中含有不利于胎儿的成分，会给还未出世的宝宝的健康埋下隐患。新鲜的番茄、柠檬、葡萄、橘子、海棠、柚子中含有大量的维生素C，对孕妈妈的身体大有益处，可以放心食用。但是人工腌制的酸菜、醋制品、话梅等酸味食物营养素损失较多，含盐量也偏高，对胎儿的生长发育不利，因此要尽量少食用。

✿ 孕期可适量吃点辣椒

女性在怀孕期间要尽量避免食用辛辣的食物，但万事无绝对，孕妇不要因为辣，就把辣椒等辛辣的食物拒之门外。适量地食用辣椒对孕妇也有一定的好处。

辣椒的营养成分十分丰富，包含蛋白质、脂肪、碳水化合物、维生素、矿物质等诸多营养素。食用辣椒可以给孕妈妈提供全面的营养，而且适量食用辣椒还可以增强孕妈妈的食欲。因为辣椒可以刺激口腔及肠胃，增加消化液分泌量，使孕妈妈看见食物后食欲大增，不再愁眉苦脸。此外，食用辣椒还可以治疗咳嗽、感冒，缓解呼吸不畅症状，并能促进血液循环，改善孕妇怕冷、怕风等症状。辣椒是把双刃剑，有利也会有弊，尤其是对于孕妇来说，一定要控制好辣椒的食用量。

✿ 孕期宜适量吃点大蒜

大蒜虽然属于辛辣食物的一种，但孕期的女性是可以适量食用的，不必对其"严加防控"。大蒜对人身体健康也是有很多益处的，常吃可以保证孕妇身体的营养均衡。

大蒜性温味辛，食用起来辛辣可口。大蒜有较强的杀菌作用，孕妇常吃可以预防感冒的发生。感冒是孕期女性防控的重要疾病之一，因为感冒时，致病菌有可能随血液侵入胎盘，给胎儿的健康带去危害，而患病严重时，妈妈服用的药物也会进入胎儿体内，影响胎儿的发育。如果是孕早期患上感冒，还有可能导致胎儿发育畸形，如果是孕中期或孕晚期患上感冒，则有可能导致流产、早产。这些严重的后果，是任何准爸爸、准妈妈都不愿看到的，所以在饮食中适量添加一些大蒜，有助于孕妈妈抵抗外来细菌的侵袭。

综上所述，孕妈妈不要拒绝吃蒜，每天半头蒜，捣成蒜碎，在三餐时佐餐食用，这对孕妈妈是很有益的。但是要记住，大蒜虽好，别多吃，吃多了会刺激到肠胃，反而对身体没有好处。

✿ 孕期保健宜吃点藕

莲藕全身都是宝，常食用莲藕可以养阴润燥、益血滋阴，对孕妇的身体有很好的调理作用，可起到无病健体、有病治病的功效。

另外，莲藕中还含有大量的食物纤维，可以促进肠胃的蠕动，防治孕期便秘。并且，莲藕可以做成很多美味的佳肴，对于食欲欠佳的孕妇来说是增强食欲的最佳菜肴。

虽然在怀孕的时候要忌吃凉性的食物，但唯独莲藕例外。因为食用莲藕时，只要用热水煮一下，它就会由凉性变为温性，转而成为健脾补胃的良好食材了，非常适宜孕妈妈补益身体。

藕身中的段节也是一味良药，可以健脾开胃，有养血、止血的作用，孕妇食用后还能改善气色，养血的同时还可以帮助滋养胎儿。因此烹饪藕肴时不要将其丢掉，可以同藕段一起做成美味的佳肴。

综上所述，女性孕期补益身体可以适量选择莲藕。秋季是吃藕的最佳时期，如果有条件，可以用莲藕来烹饪各种美食，或煮、或炒、或凉拌，都是非常不错的美味。

✿ 孕妇不宜盲目大量补充维生素类药物

有些孕妇唯恐胎儿缺乏维生素，每天服用许多维生素类药物。在胎儿的发育过程中，维生素是不可缺少的，但是盲目补充维生素只会对胎儿造成损害。

医学家对孕妇提出忠告，过量服用维生素A会影响胎儿大脑和心脏的发育，诱发先天性心脏病和脑积水。如果孕妇维生素D摄入过多，则会导致特发性婴儿高钙血症，表现为囟门过早闭合、鼻梁前倾、主动脉窄缩等畸形，严重的还伴有智商减退。如果孕妇长期服用大量维生素C，婴儿会患维生素C缺乏性坏血症。如果孕妇怀孕期间大量服用维生素K，可加重新生儿生理性黄疸。

✿ 孕妇不宜过量补钙

女性在怀孕中期时经常会有小腿抽筋的症状，很多人都认为这是体内缺钙造成的。因此，有些孕妇盲目地进行高钙饮食，大量服用钙片、维生素D等。但是钙摄入量过高却不利于其他元素如铁、锌、镁、磷的吸收和利用，尤其是铁，铁元素缺失容易引起贫血。因此，孕妇补钙要适当，尤其要注意元素之间的平衡，否则容易顾此失彼。

一般说来，孕妇在妊娠前期的每日需钙量为800毫克，后期可增加到1200毫克，如果能从日常的鱼、肉、蛋等食物中合理摄取最好。如果摄入不够，可适量补充钙片。

✿ 孕妇不宜喝长时间煮的骨头汤

不少孕妇有爱喝骨头汤的习惯，并觉得熬汤时间越长，味道越鲜美，营养就越丰富。事实上，这种观点是错误的。无论多高的温度，也不能将骨骼内的钙质溶解，因为动物骨骼中所含钙质不易分解，久煮反而会破坏骨头中的蛋白质，因此熬骨头汤不宜时间过长。

营养专家推荐的方法是：炖汤之前，先将洗净的骨头砸开，然后放入冷水，冷水一次性加足，并慢慢加温，在水烧开后可适量加醋，因为醋能使骨头里的磷、钙溶解到汤内；同时，不要过早放盐，因为盐会使肉里含的水分很快跑出来，从而加快蛋白质的凝固，影响汤的鲜美。最好用压力锅，因为用压力锅熬汤的时间不会太长，则汤中的维生素等营养成分损失不大，骨髓中所含的微量元素也易被人吸收。

孕妇不宜多吃冷饮

孕妇在怀孕期，胃肠功能减弱，对冷的刺激非常敏感。多吃冷饮会使胃肠血管突然收缩，胃液分泌减少，消化功能降低，从而引起食欲不振、消化不良、腹泻，甚至引发胃部痉挛，出现剧烈腹痛现象。孕妇的鼻、咽、气管等呼吸道黏膜往往充血并伴有水肿，如果大量贪食冷饮，充血的血管突然收缩，血液减少，可致局部抵抗力降低，使潜伏在咽喉、气管、鼻腔、口腔里的细菌与病毒乘虚而入，引起嗓子痛哑、咳嗽、头痛等，严重时能引发上呼吸道感染或诱发扁桃体炎。胎儿对冷的刺激同样十分敏感，当孕妇吃过多的冷饮后，胎儿会躁动不安。因此，孕妇吃冷饮一定要有所节制。

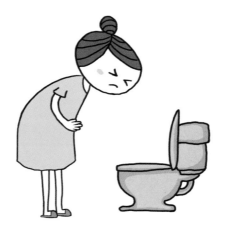

食来"孕"转 菜谱小推荐

麻酱拌水萝卜

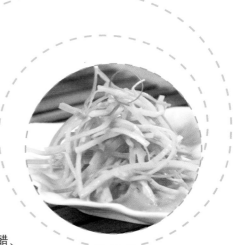

材料：水萝卜500克，胡萝卜100克，麻酱、盐、醋、香油各适量。

做法：

1. 把水萝卜和胡萝卜洗净，切成细丝，码放在盘内。

2. 在麻酱里放入盐，用凉开水拌匀，浇在萝卜上，淋上香油和醋，拌匀即可。

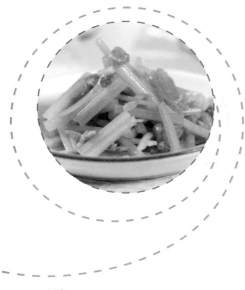

海米炝芹菜

材料：嫩芹菜300克，海米20克，盐、料酒、花椒、姜丝、植物油各适量。

做法：

1. 将海米泡好，洗净；芹菜去根、叶，洗净，切段，焯水，沥干，撒上海米、姜丝，放入盐、料酒拌匀，备用。

2. 锅置火上，倒油烧热，放入花椒，炸出香味，捞出，将油浇在芹菜上，拌匀稍焖即可。

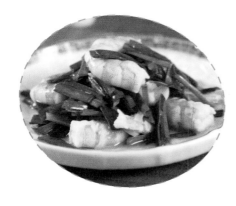

韭菜炒虾仁

材料：虾仁300克，嫩韭菜150克，植物油、香油、酱油、盐、料酒、葱丝、姜丝、高汤各适量。

做法：

1. 将虾仁去沙线，洗净，沥干；将韭菜择洗干净，切段，备用。

2. 锅置火上，倒油烧热，放入葱丝、姜丝炝锅，放入虾仁煸炒，烹入料酒，加入酱油、盐、高汤稍炒，放入韭菜段，大火炒2分钟，淋入香油炒匀即可。

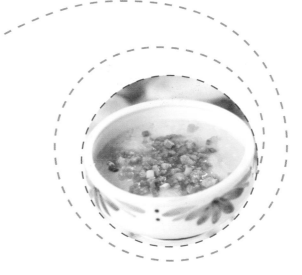

肉末蒸蛋

材料：鸡蛋3个，猪肉50克，植物油、葱末、水淀粉、盐、味精、酱油各适量。

做法：

1. 将鸡蛋打入碗内搅散，放入盐、味精、清水搅匀，上笼蒸熟。

2. 猪肉洗净，剁成末。

3. 锅内倒油烧热，放入肉末，炒至松散出油时，加入葱末、酱油、味精及适量水，用水淀粉勾芡后，浇在蒸好的鸡蛋上即成。

虾皮烧冬瓜

材料：冬瓜250克，虾皮3克，植物油、盐各适量。

做法：

1. 将冬瓜去皮，去瓤，洗净，切小块，备用；虾皮洗净，备用。

2. 锅置火上，倒油烧热，放入冬瓜块翻炒，加入虾皮、盐，加入少量清水，炒匀，盖上锅盖，烧透入味即可。

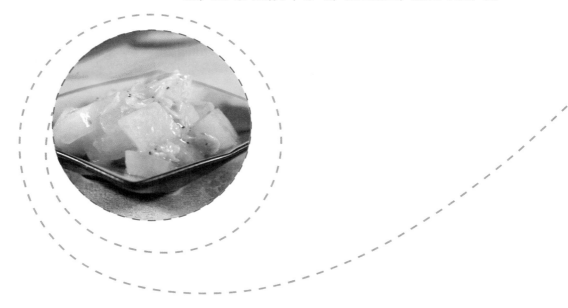

豌豆包

材料：面粉150克，豌豆50克，红糖、糖桂花、发酵粉、碱水各适量。

做法：

1. 将发酵粉与面粉混合，揉成面团，发酵；发起后兑入碱水揉匀，搓成长条，揪剂。豌豆去皮，洗净，用沸水煮软烂，捞出，捣成泥，加入红糖和糖桂花，拌匀成馅，晾凉，备用。

2. 将面剂子摁扁擀皮，放入豆馅，包好，用大火蒸15分钟至熟即可。

葱油虾仁面

材料：面条100克，虾仁10克，葱花、植物
　　　油、酱油、白糖、盐各适量。

做法：

1. 将虾仁去除沙线，洗净，切末。

2. 锅置火上，倒油烧热，放入葱花炝锅，加
　 入虾仁末翻炒，加入酱油、白糖略炒，盛
　 出，备用。

3. 汤锅置火上，放入适量清水，下入面条煮
　 好，捞出，放入碗内，加入虾仁、盐，拌
　 匀即可。

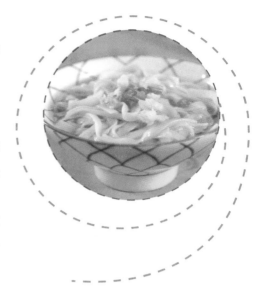

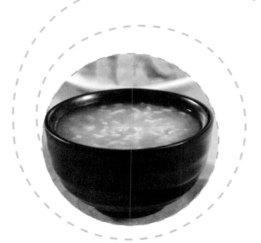

胡萝卜粥

材料：胡萝卜150克，大米100克，植物油、盐各适量。

做法：

1. 将大米淘洗净，浸泡；胡萝卜洗净，切末，用油煸炒，备用。

2. 锅置火上，倒入适量清水，放入大米煮至熟，放入胡萝卜末同煮，煮至粥黏、胡
　 萝卜烂，放入盐调味即可。

Chapter **5**

孕5月：肚子隆起，如何长胎不长肉

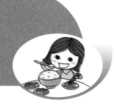

怀孕第五月，是胎儿骨骼和牙齿发育的关键期，除了要保证钙、维生素C、维生素D的摄入外，硒的补充也十分重要。这个阶段，胎儿的大脑开始分区，孕妇摄入足够的硒有利于胎宝宝的大脑发育。

🌸 给孕5月准妈妈的温馨提示

孕5月，准妈妈的食欲较好，胎儿生长发育也比较快，孕妇必须要充分吸取营养以保证母婴的需要。但是，碳水化合物食物不要摄入过多，只要充分保证钙、磷、铁、蛋白质、维生素的摄入量，并适当增加粗粮及含钙食品即可。为了适应孕妇的各种生理变化，充分满足额外增加的各种营养素和能量的需要，还必须合理调配孕妇的膳食。原则是以选择食物的种类和数量为基础，合理搭配，以达到平衡膳食的目的。

在这一阶段，有些孕妇常会有胃内积食的不消化感，这是由于增大的子宫挤压内脏所致。此时可服用酵母片，以增强消化功能，也可每天分4～5次进食，既补充相关营养，又可改善因吃得太多引起的胃胀感。

如果担心发胖或胎儿过大而限制饮食，则有可能造成营养不足，严重的甚至患贫血或影响胎儿的生长发育。一般来讲，如果孕妇每周的体重增长350克左右，则属正常范围。

🌸 孕5月的营养需求

孕妇每天主食摄入量应达到或高于250克，并且精细粮与粗杂粮要搭配食用，主食的量可视准妈妈体重的增长情况、劳动强度进行调整。

每天比妊娠早期应摄入更多的蛋白质。动物蛋白质的吸收量占全部蛋白质的一半以上。

应适当增加植物油的摄入量，也可适当选食花生仁、核桃、芝麻等含必需脂肪酸较高的食物。

主食要以米、面为主并搭配杂粮，以保证准妈妈摄入足够的维生素。部分准妈妈缺乏维生素D，应注意多吃海鱼、动物肝脏及蛋黄等富含维生素D的食物。

孕中期的准妈妈应多吃含钙丰富的食物，比如奶类及奶制品、豆制品、鱼、虾等食物，每日应摄入钙不少于1000毫克。摄入足量的锌和铁也是同样重要的，建议准妈妈每日的锌摄入量为16.5毫克，铁摄入量为25毫克。

🌸 孕5月的饮食原则

1.每天所进食的食物应包括五大类，即谷类（米、面等）和薯类、动物性食物、豆类及其制品、蔬菜和水果及纯热量食物（植物油、淀粉、糖等）。在一日膳食中应包括以上5类食物，同时在数量上也应适当搭配。

2.蔬菜、水果主要为孕妇提供维生素，如维生素C、胡萝卜素，还可提供矿物质，如钙、铁等。每天应吃500～750克的蔬菜，因为深绿色叶菜类中含有较多的维生素和矿物质，故这类蔬菜应占一大半。同时蔬菜中还有较多的膳食纤维，具有防止便秘的作用。因此，孕妇不能只食水果而忽略蔬菜，更不能用水果来代替蔬菜。

3.每天应吃奶类、豆类或豆制品食物，以提供大量的优质蛋白质。这些食物中的蛋白质的吸收率和利用率均较高，在人体内可完全被利用，且有利于准妈妈的健康和保证胎儿正常的生长发育。另外，这类食物中也含有丰富的钙，且较容易被吸收利用。

4.经常吃适量的鱼、禽、瘦肉、蛋等动物性食物。这类食物含有较多的蛋白质，如每100克猪瘦肉中有17.7克蛋白质，每100克鸡肉中有16.6克蛋白质，每100克鸡蛋中也有约12克蛋白质。同时，这类食物提供的蛋白质含有胎儿生长发育所必需的各种氨基酸，且容易消化吸收，并能够完全被利用。这类食物品种繁多，可每天交替食用，根据孕妇的食欲来决定食用量和种类，切不可过多，更不能认为其营养好而代替主食。

5.从怀孕第17周起，孕妇应加服鱼肝油，但不能因补钙心切而大量服用鱼肝油，因为过多服用鱼肝油会使胎儿骨骼发育异常，造成许多不良后果。对于长期在室内工作、缺乏晒太阳机会的女性，还要在医生指导下适量补充维生素D，以促进钙的吸收。

❀ 孕5月孕妇需适当补充的元素

孕妇孕期缺少以下元素对胎儿的健康发育极为不利。

碘

碘是合成甲状腺素的重要原料，碘缺乏必然导致甲状腺激素减少，造成胎儿发育期大脑皮质中主管语言、听觉和智力的部分不能得到完全分化和发育。女性在怀孕以后，应多吃一些含碘较多的食物，并坚持食用加碘食盐，这样有助于胎儿发育。

锌

锌能参与人体核酸和蛋白质的代谢过程。缺锌将导致DNA（脱氧核糖核酸）和含有金属的酶的合成发生障碍。如果女性在孕期缺锌，胚胎发育必然受到影响，可能造成胎儿先天畸形。孕妇缺锌对整个妊娠过程都可带来不良影响，如母体感染、分娩出血过多、胎儿窘迫、死胎、流产、妊娠高血压综合征等并发症。

为防止缺锌，女性在怀孕期间不应偏食。含锌较多的食物有：芝麻、荞麦、玉米、麦片、豆制品、紫菜、花生仁、核桃仁、牛肉、猪肉、羊肉、大头鱼等。孕期还应戒酒，因为酒精会增加体内锌的消耗。

锰

缺锰会造成显著的智力低下，特别是女性在妊娠期缺锰对胎儿的健康发育影响更大，其中对骨骼的影响最大，致使胎儿关节严重变形，而且死亡率较高。一般说来，以谷类和蔬菜为主食的人不会发生缺锰，但当食品加工得过于精细，或以乳品、肉类为主食时，则往往会造成锰摄入不足。

因此，孕妇应适当多吃些水果、蔬菜和粗粮。

铁

女性在孕中期时，血红蛋白可降至最低，造成妊娠生理性贫血，在此基础上如果再缺铁，则可危及胎儿。

在孕期，要特别注意做到科学饮食，应多食一些含铁丰富的食物，如蔬菜中的芹菜、韭菜；谷类中的大麦、糯米、小米；豆类中的黄豆、红小豆、蚕豆、绿豆；特别是动物肝脏、血豆腐中含铁量更为丰富，吸收率也高。

钙

母体代谢与胎儿生长发育需要大量的钙，胎儿所需的钙是从母体获得的，母体缺钙得不到补充，严重的可引起腰痛、腿痛、骨头痛、手足抽搐及牙齿脱落等，甚至骨质软化、骨盆变形，造成难产；胎儿缺钙则可致骨骼发育不良，引起先天性佝偻病。孕妇应多吃含钙质丰富的食物，如小鱼、海藻、牛奶等。中国营养学会建议自孕16周起应每日补钙，但钙剂的补充一定要在医生的指导下进行。

综上所述，以上元素是保证孕妇和胎儿健康发育不可缺少的，一旦缺乏，将给孕妇、胎儿带来严重的影响，必须及时补充。

孕妇的最佳零食

孕妇在正餐之外，可适当吃一点零食来补充不同的养分，对此，专家建议可选择瓜子，诸如葵花子、南瓜子等。

与许多果仁食品相比，葵仁的蛋白质含量较高，热量又较低，是人们非常喜欢的健康营养食品。每100克葵花子可食部分含蛋白质23.9克，脂肪49.9克，碳水化合物13克，钾562毫克，磷238毫克，烟酸4.8毫克，铁5.7毫克，维生素E 34.53毫克，锌6.03毫克，维生素A 5微克，硒1.21微克，胡萝卜素4.7微克。此外，葵花子仁的亚油酸含量很高，这是一种对人体非常重要的脂肪酸，有助于降低人体的血液胆固醇水平，且亚油酸还可促进胎儿大脑发育。人体不能自行产生亚油酸，一般只能从食物中摄取，葵花子就是这种营养成分很好的来源。葵花子还富含维生素E及精氨酸，对维护性功能和精子的质量有益，可提高人体免疫功能。此外，丰富的铁、锌、钾、镁等元素使葵花子具有防止发生贫血等疾病的作用。葵花子还是维生素B_1的良好来源。

南瓜子性平味甘，营养全面，不只是吃起来香，而且还含有蛋白质、脂肪、碳水化合物、钙、铁、磷、胡萝卜素、维生素B_1、维生素B_2、烟酸等，养分比例平衡，且有利于人体吸收利用。

❀ 孕妇不应忽视的营养素——水、空气和阳光

孕期的准妈妈往往注意了多种营养的摄入，却忽视了就在身边的营养素——水、新鲜的空气和阳光。

水

水占人体体重的70%，是人体体液的主要成分，水不但维持着人体正常的物质代谢，同时关系到体液电解质的平衡和养分的运送，调节体内各组织的功能。因此孕妇要养成多喝水的习惯。

清新的空气

新鲜的空气是人体新陈代谢必需的，孕妇多呼吸清新空气会感到心神舒畅，对自己和胎儿都有好处。但是，有些孕妇因为怕感冒，屋中常年不开窗，影响了新鲜空气的流通，长此以往，会给孕妇的健康带来损害。因此，一定要注意室内空气的清新。

阳光

阳光中的紫外线具有杀菌消毒的作用，更重要的是通过阳光对人体皮肤的照

射，能够促进人体合成维生素D，进而促进钙质的吸收，防止胎儿患先天性佝偻病。因此在怀孕期间要多进行一些室外活动，既可以提高孕妇的抗病能力，又有益于胎儿的发育。

喝孕妇奶粉，方便补充营养

孕妇奶粉因为包含有促进孩子成长的营养成分，成为准妈妈孕期的重要营养来源之一。即使膳食结构比较合理、平衡，但有些营养素只从膳食中摄取，还是满足不了身体的需要，如钙、铁、锌、维生素D、叶酸等。而孕妇奶粉中几乎含有孕妇需要的所有营养素。如果孕期吃足够的孕妇奶粉，基本上能够满足孕妇对各种营养素的需求。

市面上孕妇奶粉品牌众多，准妈妈在挑选的时候，应该看清楚每种品牌所含有的成分，清楚了解奶粉的特点，根据自身的需要来选择合适的奶粉，比如若缺钙就选择含钙的奶粉，以此补充自己所缺的营养素，且不至于补得过量。

一般来说，孕妇奶粉的产品说明上都会建议准妈妈每天喝1～2杯。准妈妈不要擅自增加饮用量，否则容易造成某些营养元素摄入量超标，反而对健康有害。如果想通过喝孕妇奶粉多补充些水分，不妨每次将奶粉少放一些，多加些水，冲得淡一点、稀一点，这样每天就可以多喝几杯了。

虽然孕妇奶粉中所含的各种维生素和矿物质基本上可以满足孕妇的营养需要，但由于每个人的饮食习惯不同，膳食结构也不同，所以对于营养素的摄入量也不完全相同。最好在营养专家或医生的指导下做一些恰当的增减，以免某些营养素过量，甚至引起中毒。孕妇奶粉的配方只是针对大多数准妈妈的，如果是贫血、缺钙严重的孕妇，还应该针对自身的身体状况，按照医生的诊断，补充铁剂和钙等。需要注意的是，应严格按照孕妇奶粉的说明饮用，这样基本上可以满足准妈妈对大多数营养元素的需求，如果再同时服用多种维生素，会造成一些营养成分的叠加，此时，可计算一下是否有某种营养素摄入过高，也可咨询医生或营养师，以防营养素摄入过量。

✿ 孕妇上班时如何吃

孕5月，很多准妈妈还在工作，马上就要度过孕中期了，在紧张繁忙的工作中，吃着每日千篇一律的工作餐，上班族准妈妈如何才能吃得更健康？

慎吃油炸食物

工作餐中的油炸类食物，在制作过程中使用的食用油通常是已经用过若干次的回锅油。这种反复沸腾过的油中有很多有害物质，准妈妈最好不要食用工作餐里的油炸食物。

拒绝味重食物

工作餐里的菜往往不是咸了就是淡了。准妈妈应少吃太咸的食物，以防止体内水钠潴留，引起血压上升或双足水肿。其他辛辣、调味重的食物也应该明智地拒绝。

饭前吃个水果

为了弥补吃新鲜蔬菜不足，准妈妈可以在午饭前30分钟吃个水果，以补充维生素。

慎重挑选饮料

准妈妈别忘了慎重选择饮料。健康饮料包括矿泉水和纯果汁，而含咖啡因或酒精的饮料则对孕期的健康不利。

自己带食品包

自带食品包不仅可以为经常发生的饥饿做好准备，避免出现尴尬，还能适当补充工作餐中缺乏的营养。如下食物可选择装入食品包中：

袋装牛奶。吃工作餐的职场准妈妈需要额外补充一些含钙食物，把牛奶带到办公室饮用是个不错的选择。如果办公室没有微波炉加热，别忘了挑选的牛奶应该是经过巴氏杀菌消毒的。

水果。新鲜水果对准妈妈好处多多，如果办公室清洗不方便，可于早上出门前清洗后，用保鲜膜包好。

饱腹食物可选择全麦面包、消化饼等粗纤维的面食。

核桃仁、杏仁等坚果也不错，不仅体积小、好携带，而且含有孕期需要的多种营养元素。

孕中期不可暴饮暴食

孕期的准妈妈必须要加强营养，并不是说吃得越多就越好。如果只是一味地暴饮暴食，反而会导致孕妇的体重大增，营养过剩，最后的结果对孕妇和胎儿都没有好处。

吃得过多将会使孕妇体内脂肪蓄积过多，导致组织弹性减弱，分娩时易造成滞产或大出血并且过于肥胖的孕妇有发生妊娠高血压综合征、妊娠合并糖尿病、妊娠合并肾炎等疾病的可能。

吃得过多使胎儿也深受其害。一是容易发生难产，胎儿体重越重，难产率越高。二是容易出现巨大胎儿，分娩时使产程延长，易影响胎儿心跳而发生窒息。胎儿出生后，由于胎儿期脂肪细胞的大量增加，可能会造成终生肥胖。三是围产期胎儿死亡率高。因此，孕妇要合理安排饮食，每餐最好只吃七八分饱，并可由三餐改为五餐，实行少吃多餐。

孕妇晚餐三不宜

不宜过迟。如果晚餐后不久就上床睡觉，不但会加重胃肠道的负担，还会导致难以入睡。

不宜进食过多。晚餐暴食，会使孕妇的胃机械性扩大，导致消化不良及胃疼等症状。

不宜厚味。晚餐进食大量蛋、肉、鱼等，在饭后活动量减少及血液循环放慢的情况下，胰岛素会将血脂转化为脂肪，积存在皮下、腹膜和血管壁上，会使人逐渐胖起来，容易导致心血管系统疾病。

因此，孕妇不应过晚就餐，晚餐也以清淡、稀软为宜。

✿ 孕妇不宜营养过剩

孕妇适当地改善饮食，增加营养，可以增强孕妇的体质，并且可以促进胎儿发育。但若营养过剩，则危害不浅。单纯地追求营养，导致营养过剩，容易使孕妇出现血压偏高，胎儿过大（新生儿在出生后的1小时内体重超过4000克，即称为巨大儿）的情况。

中国孕产妇的死亡率约为0.488‰，死亡原因主要是由妊娠高血压引起的；另一原因是巨大儿造成的难产，使分娩期延长，引起产后大出血。因此，孕妇不宜营养过剩。

✿ 孕妇不宜吃未涮熟的肉类

弓形虫进入孕妇体内的渠道很多，贪食火锅是容易忽略的感染渠道之一。人们吃火锅时，习惯把鲜嫩的肉片放到煮沸的水中稍稍一烫即拿出来吃，短暂的加热并不能杀死寄生在肉片细胞内的弓形虫幼虫（寄生虫卵），食用后可能使人受到传染，也给母体造成危害。

临床资料表明：感染弓形虫的孕妇，除可出现流产、早产、围产儿死亡外，其妊娠中毒症、产后出血、胎膜早破、产后子宫复位不全及子宫内膜炎的发生率均见升高。弓形虫可通过胎盘屏障或羊水进入胎儿胃肠道而感染胎儿，使胎儿发生先天性弓形虫病，发育受到不同程度的损害，造成各种畸形或缺陷。孕妇感染弓形虫若不进行治疗，约有60%的可能会感染其胎儿。胎儿的感染率往往随着胎龄的增加而增加，但对胎儿的损害以前3个月最为严重，胎儿发生感染越早，发生流产的危险性也越大。

因此，为了让腹中的胎儿健康发育，孕妇应该要重视做好弓形虫病的预防工作。不仅要保持居住环境的卫生，也要注意个人卫生，还要尽量避免与猫、狗等宠物有亲密接触。此外，孕妇也不宜多吃火锅。偶尔吃火锅的时候，一定要将肉片烧熟煮透。

食来"孕"转 菜谱小推荐

双花高粱粥

材料：双花5克，高粱米100克，料酒、盐、姜各适量。

做法：

1. 将双花用清水煎熬3次，过滤后，收集滤液500毫升。

2. 姜洗净，切片备用。

3. 将高粱米淘洗干净，放入锅内，下入双花汁，加入料酒、姜片和少许盐，置火上煮成粥，至高粱米熟烂即可。

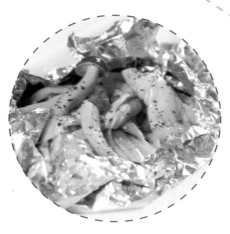

烤什锦菇

材料：平菇、金针菇、蟹腿菇、香菇各50克，盐、香油、黑胡椒各适量。

做法：

1. 平菇、金针菇、蟹腿菇、香菇分别洗净。

2. 取一张铝箔纸，上铺什锦菇，加入盐、香油、黑胡椒，包成圆筒状，放入烤箱中烤10~15分钟，菇熟即可。

姜汁豇豆

材料：豇豆500克，姜末、盐、醋、酱油、白糖、香油各适量。

做法：

1. 将豇豆洗净，去蒂，去筋，切段；姜末、盐、醋、酱油、白糖、香油放入碗内，调成姜味汁，备用。

2. 锅置火上，倒入适量水煮沸，放入豇豆段焯熟，捞出，过凉后，倒入姜味汁，拌匀即可。

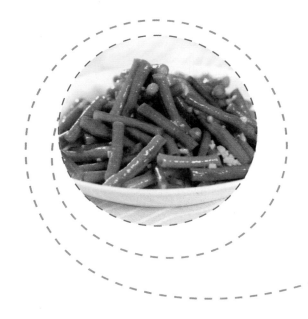

韭黄鸡丝

材料：韭黄300克，鸡脯肉150克，鸡蛋1个（取蛋清），盐、料酒、胡椒粉、姜末、葱末、植物油各适量。

做法：

1. 将鸡脯肉洗净，切丝，加盐、料酒、鸡蛋清拌匀；韭黄洗净，切段。

2. 锅置火上，倒油烧热，放入葱末、姜末煸香，加入鸡脯肉炒至变色，加入韭黄翻炒至熟，加入盐、胡椒粉拌匀即可。

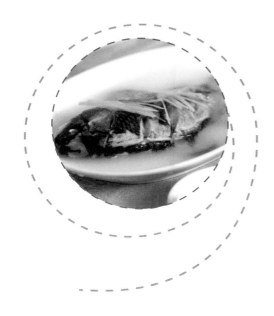

鲫鱼丝瓜汤

材料：鲫鱼500克，丝瓜200克，料酒、葱丝、姜丝、盐、植物油各适量。

做法：

1. 鲫鱼去鳃、鳞、内脏，洗净，背上剞十字花刀，入油锅煎至两面微黄；丝瓜洗净，去皮，切片，备用。

2. 锅置火上，倒入适量清水，放入煎好的鲫鱼，加料酒、葱丝、姜丝，用小火煮20分钟，加入丝瓜片，用大火煮至汤奶白，加入盐调味即可。

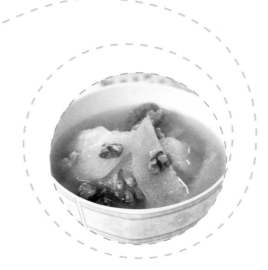

鸭梨桃仁汤

材料：鸭梨800克，核桃仁50克，冰糖、水淀粉各适量。

做法：

1. 先将鸭梨洗净，切成薄片。

2. 锅里放清水，水开后放入洗净的核桃仁及冰糖，煮2~3分钟后放入梨片，再煮3分钟后加入水淀粉勾芡即可。

Chapter *6*

孕6月： 赶走贫血， "铁"将军来也

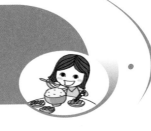

孕6月准妈妈应均衡各种营养，以满足母体与胎儿的需要，尤其是铁、钙、蛋白质的摄入量应该增加；为避免加重浮肿现象，盐分摄入应有所节制。这个时期准妈妈还应继续重视预防妊娠糖尿病。

给孕6月准妈妈的温馨提示

怀孕第21～24周时，孕妇的体形会显得更加臃肿，并会开始出现行动不便等表现。由于血液中的水分增多，孕妇可能会发生贫血，有些孕妇因钙质被胎儿大量摄取，出现牙齿疼痛或口腔炎的症状，很多孕妇这个时期还会出现牙龈出血的现象，这是因为孕激素使孕妇的牙龈变得肿胀，尽管如此，还是要坚持刷牙，避免发生更严重的蛀牙。

还有一些孕妇此时会出现便秘现象，由于子宫增大，压迫周围血管，会导致痔疮的发生，平时要注意饮食调节，多吃一些润肠通便的食品，如各种粗粮、蔬菜、黑芝麻、香蕉、蜂蜜等，也应该注意适当运动，促进肠蠕动，利于消化。

此时胎儿的生长发育和母体都需要更多的营养，需要增加铁质的摄入量，因为胎儿要靠吸收铁质来制造血液中的红细胞。孕妇应该多吃富含铁质的食物，如瘦肉、鸡蛋、动物肝脏、鱼、含铁较多的蔬菜及强化铁质的谷类食品，如有必要也可在医生的指导下补充铁剂。

孕6月的营养需求

怀孕第21～24周，由于胎儿的快速发育使孕妇的消耗增加，应该注意适当增加营养，以保证身体的需要。

孕妇体内能量及蛋白质代谢加快，对B族维生素的需要量增加，因此孕妇在此时期应该摄入富含此类物质的瘦肉、肝脏、鱼、奶类、蛋及绿叶蔬菜、新鲜水果等。

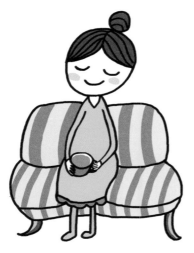

孕妇还应对食物有所选择，限制一些不利于健康的食物的摄入，如辣椒、胡椒等辛辣食物和咖啡、浓茶、酒等，后者因其有兴奋神经的作用，不利于孕妇休息，另外酒对胎儿还有毒性作用。

此时胎盘和胎儿的发育都需增加血液量，铁的需要量甚至达到孕前的2倍。孕妇本身胃酸减低也会影响食物中的铁吸收，因此容易发生贫血。贫血会使孕妇发生妊娠高血压综合征的比率明显增高，还使胎儿的生长发育受到影响，如宫内生长迟缓、出生低体重、出生后易发生呼吸道及消化道感染等。分娩时，贫血的孕妇常使胎儿不能耐受子宫阵阵收缩造成的缺氧状态，在子宫内窒息；孕妇本身还会发生宫缩乏力、产程延长、产后出血多等情况；严重贫血会导致未成熟儿及早产儿的发生率明显增高。

因此，孕妇要多吃富含铁的食物，如瘦肉、家禽、动物肝脏、动物血及蛋类等。同时要多吃水果和蔬菜，水果和蔬菜不仅能补铁，所含的维生素C还能促进铁的吸收和利用；在主食方面最好多吃面食，因为面食较大米含铁多，吸收率也比大米高。

孕6月的饮食原则

这一时期孕妇食欲较好，胎儿的生长速度加快，对各种营养素的需要量显著增加。可根据个人的经济条件、各地区物资供应状况予以足量摄入。

主食方面不要单调，以米面和杂粮搭配食用。副食要做到全面多样，荤素搭配，要多吃些富含多种营养素的食物，如猪肝、瘦肉、蛋类、海产品、鱼虾、乳制品、豆制品等，并且要多吃些新鲜的黄绿色蔬菜和水果，以保证胎儿的正常生长发育。

这一时期孕妇易出现便秘和烧心，应多吃些富含膳食纤维的食品，如芹菜、白菜、粗粮等。烧心多是由于食入糖分过多引起，可适当吃些萝卜，因其含有消化糖的酶类，能减轻不适。

在增加营养的同时，尤其要注意铁元素的摄入，多吃含铁丰富的蔬菜、蛋和动物肝脏等，以防止发生缺铁性贫血。

孕妇可多吃鳝鱼

据《本草纲目》记载，黄鳝有补血、补气、消炎、消毒、除风湿等功效。黄鳝肉味甘、性温，有补中益血，治虚损之功效，鳝鱼中含有特有的物质——鳝鱼素，能降低并调节血糖，故孕妇多吃鳝鱼，有助于预防妊娠高血压综合征和糖尿病。

但要注意，黄鳝应烧熟烧透，因为在一些黄鳝体内，有一种叫颌口虫的囊蚴寄生虫，如果爆炒鳝鱼丝或鳝鱼片时未烧熟煮透，这种寄生虫就会进入人体内，发生颌口虫感染，不仅会使人的体温突然升高，出现厌食，而且会在人的颈颌部、腋下及腹部皮下出现肿粒，严重的还会引发其他疾病。所以，食用黄鳝一定要煮熟烧透再吃，以防发生颌口虫的感染。

孕妇吃鳝鱼的时候，最好能同食些藕。因为藕含有维生素B12、维生素C和酪氨酸等，还含有大量食物纤维，两者合吃，保持酸碱平衡，对滋养身体有较高的功效。

孕妇不宜过量食用海带

海带含有丰富的蛋白质、碳水化合物、矿物质和纤维素，特别是含碘量很高，对人体健康大有益处，但孕妇过量食用会事与愿违，对胎儿产生危害。

海带中含有较多的碘，吸收进入血液后，可以通过胎盘进入胎儿体内，孕妇每日摄入海带量太多，可能会对胎儿产生不良影响。过多的碘可引起胎儿甲状腺发育障碍，婴儿出生后可能出现甲状腺低能症。

其次，由于现代工业高速发展，造成环境污染，也包括海水的污染，而海带不只对碘"情有独钟"，它对砷、铅、汞也"一视同仁"，所以海带中吸附着这些毒性极强的金属元素，长期大量食用会引起蓄积中毒，并通过胎盘对胎儿产生影响，造成胎儿畸形、死胎等。

因此，怀孕的准妈妈不宜过量食用海带。

孕妇不宜长期食用高脂肪食物

孕妇要重视加强营养，适量吃些营养丰富的食物，以保证自身健康及优生，但不宜长期食用高脂肪食物。

长期摄入高脂肪膳食不仅会堵塞动脉血管，还会损害大脑的功能，更容易造成听觉损害而出现听力减退。孕妇在妊娠期能量消耗较多，而糖的贮备减少，这对分解脂肪不利，因而常因氧化不足而产生酮体，容易引发酮血症，孕妇会出现尿酮、严重脱水、唇红、头昏、恶心、呕吐等症状。医学家指出，脂肪本身虽不会致癌，但长期多吃高脂肪食物，会使大肠内的胆酸和中性胆固醇浓度增加，这些物质的蓄积能诱发结肠癌。同时，高脂肪食物能增加催乳激素的合成，促使发生乳腺癌，不利于母婴健康。

如果想适当控制体重，可以利用一些具有降脂作用的食物，"吃"掉体内脂肪，如葡萄、苹果、大蒜、韭菜、洋葱、冬瓜、胡萝卜、玉米、燕麦、牡蛎、牛奶、香菇、芹菜、甘蓝、青椒、山楂、鲜枣、柑橘、紫菜、螺旋藻等，均具有良好的降脂作用。

孕妇不宜长期摄入高蛋白质饮食

医学研究认为，蛋白质供应不足，易使孕妇体力衰弱，胎儿生长缓慢，产后恢复健康迟缓，乳汁分泌稀少，故孕妇每日蛋白质的需求量为70～90克。但是，孕期过量的高蛋白质饮食会影响孕妇的食欲，增加胃肠道的负担，并影响其他营养物质的摄入，使营养失去平衡。研究证实，过多地摄入蛋白质，人体内可产生大量的硫化氢、组胺等有害物质，容易引起腹胀、食欲减退、头晕、疲倦等现象。同时，蛋白质摄入过量，不仅会致使血中的氮质增高，而且也易导致胆固醇增高，加重肾脏肾小球滤过的负担。有人认为，蛋白质过多地积存于人体结缔组织内，可引起组织和器官的变性，易使人罹患癌症。因此，孕妇不宜长期食用高蛋白质食物。

❀ 孕妇不宜节食

有的年轻孕妇怕吃得太胖影响形体，或怕胎儿太胖生育困难，为此常常节制饮食，尽量少吃。其实这种做法是十分有害的。

女性怀孕以后，新陈代谢变得旺盛起来，与妊娠有关的组织和器官也会发生增重变化，女性在孕期要比孕前增重11千克左右。孕妇体重增加、身体适度发胖都是必要的、合理的，大可不必担心和控制。

孕妇过度节制饮食容易引起营养不良，对自己和胎儿都有极大危害。

孕妇缺乏蛋白质，就不能适应子宫、胎盘、乳腺组织的变化，尤其是在怀孕后期，会因血浆蛋白降低而引起水肿，还会使抗体合成减少，对疾病的抵抗力降低而导致多病；孕妇缺钙会使骨骼软化、腰酸腿痛；孕妇缺铁，会出现贫血、头昏脑涨的症状；孕妇缺乏维生素A，容易出现早产、死胎，而且身体抵抗力降低，容易发生产后感染；孕妇缺乏维生素B_1，会影响食欲和乳汁分泌，而下肢水肿也会加剧，并易得脚气病；孕妇缺乏维生素C，可加剧便秘、贫血等孕期症状，并容易出现早产、流产。

对胎儿来说，先天营养是决定胎儿生命力的重要环节，营养供给不足，就会带来严重后果，如缺乏蛋白质，就会影响神经细胞的增殖，造成智力低下；缺乏钙、磷等元素，就影响骨骼、牙齿的生长发育，会得软骨病；缺乏维生素，免疫力会下降，影响生长发育，甚至会导致发育不全；缺乏脂肪，胎儿出生后容易发生低血糖和呼吸窘迫症，且对孩子今后的智力发育也有一定影响。

由此可见，孕妇不可任意节食，饮食安排要合理，讲究荤素搭配、营养均衡，否则就容易造成某种营养素的缺乏或失衡。怀孕6个月后，每日需热量2000～2300千卡，这些热量可从饮食总量中获得。孕妇要保证充分的蛋白质，适量的脂肪、糖、钙、铁、维生素的供给，要多吃鸡、蛋、鱼、瘦肉、猪肝及乳类、杂粮、豆类、新鲜蔬菜、水果和海产品等。要合理搭配饮食，不挑食、不偏食，这样才能满足妊娠期的营养需求。

贴心小提示 Intimate tips

妊娠4～6个月为孕中期，胎儿成长迅速，中医要求准妈妈调养身心以助胎气。此时孕妇应注意动作轻柔，心平气和，因为过于劳累会导致"气衰"，过于闲适少动则会引起"气滞"。还要多晒太阳、少受寒。饮食方面要做到美味及多样化，但不能太饱，并注意多吃蔬果。

五种蔬菜对症吃

姜

性温热，含挥发油脂、维生素A、维生素C、淀粉及大量纤维。有温热、兴奋、发汗、止呕、解毒等作用，且可治伤风和感冒等。孕妇在怀孕早期出现孕吐症状时，可适量食姜。

菜心

性温，含维生素A、B族维生素、维生素C、矿物质、叶绿素及蛋白质。对油性皮肤，色素不平衡，暗疮及粗糙皮肤有益。是孕期妈妈保持美丽的秘密武器。

茄子

性寒，含维生素B₁、维生素B₂、胡萝卜素、蛋白质、脂肪及铁、磷、钠、钙等矿物质。可散血止痛、利尿解毒、预防血管硬化及高血压。患有妊娠高血压综合征的孕妇可适量食用，帮助平稳度过孕期。

丝瓜

性温凉，含B族维生素、氨基酸、碳水化合物、蛋白质和脂肪。对筋骨酸痛很有疗效，可祛风化痰、凉血解毒。对孕妇手脚水肿、腰腿疼痛都有一定功效。

菠菜

性热，含维生素A、维生素C、大量叶绿素及丰富的铁质。能平衡内分泌功能、消除疲劳。适合贫血、产前产后的妇女。但菠菜中的草酸会伤胃，食用时必须用热水焯过或鲜奶泡过，而且不可过量，应适量摄取。

❀ 孕中期保胎须知

孕期不宜脱脚毛

女性怀孕期间，体内雌激素和孕激素水平要比未怀孕时多，内分泌也会有细微变化，有些人怀孕后毛发可能会比往常明显增加。这时，绝对不能使用脱毛剂脱毛，也不宜用电针脱毛，可以用专用脱毛刀刮除。因为脱毛剂是化学制品，会影响胎儿健康，而电针脱毛产生的电流刺激会使胎儿受到伤害。

孕期不宜祛斑

孕妇在孕期脸上会出现色斑加深的现象，这是内分泌变化的结果，也是正常的生理现象而非病理现象，生产后色斑一般都会慢慢自然淡化。由于很多祛斑霜都含有铅、汞等化合物以及某些激素，孕期祛斑不但效果不会好，长期使用还会影响胎儿发育，有引发畸胎的可能。

孕妇不要蒸桑拿

超过50℃的高温会增加怀孕3个月的孕妇流产的可能性，怀孕7个月后则会有早产的可能。

孕妇不能涂指甲油

指甲油里含有一种叫"酞酸酯"的物质，这种物质若被人体吸收，不仅对人的健康有害，而且容易引起孕妇流产或生出畸形儿。

孕妇绝对不能染发

染发剂中的化学成分较多，渗入皮肤后可能对胎儿的成长不利。

❀ 孕中期乳房护理

孕中期乳房护理是很重要的，此时如护理不当，会影响产后哺乳。

乳房增大引起的不适

怀孕期乳房在体内激素的刺激下，乳腺管增生、乳腺泡发育，乳房组织发育增大。孕妇常有触痛、胀痛和下坠等不适感。此时，穿戴合适的乳罩可支托乳房，避免乳头与内衣的接触，可减轻不适。合适的乳罩应该具备可以随意松紧的特点，因为随着胸围的增大，乳罩大小需要相应调整。

正确清洁乳头

清洁乳头不仅可以保持乳腺管的通畅，又有助于增加乳头的韧性，减少哺乳期乳头皲裂等并发症的发生。怀孕4个月时可从乳头内挤出一种淡黄色的黏液，称初乳。初乳易在乳头处形成结痂，应该先以软膏加以软化，然后用温水拭除。如果使用肥皂或酒精清洗乳头，不仅会除去乳头周围皮脂腺所分泌的可保护皮肤的油脂，还会使乳头过于干燥，很容易发生皲裂而受损害。

纠正乳头内陷

正常的乳头为圆柱形，突出于乳房平面，呈"一"结状。如果乳头内陷，可致产后哺乳发生困难，乳汁淤积，继发感染而发生乳腺炎。故对乳头内陷者，应该于怀孕5～6个月时开始纠正。具体做法是将双手大拇指置于靠近凹陷乳头的部位，用力下压乳房组织，然后围绕乳晕的位置向外推。每日清晨或入睡前做4～5次，待乳头稍稍突起后，用手指轻微提起使它更突出。每次清洗乳房，软毛巾擦干后，以手指捏住乳头根部轻轻向外牵拉，并揉捏乳头数分钟，长期坚持，可克服乳头内陷。

食来"孕"转 菜谱小推荐

糖醋萝卜

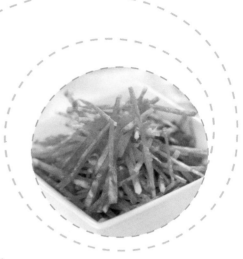

材料：萝卜250克，白糖、醋各适量。

做法：

1. 把萝卜洗净，切成细丝，放在盘内。

2. 把白糖放入碗内，加上醋，调匀，浇到萝卜丝上即可。

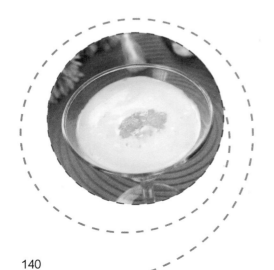

橙味酸奶

材料：橙子1/2个，低脂原味酸奶1瓶。

做法：

1. 将橙子洗净，去皮、去籽，果肉剁成泥状。

2. 将酸奶倒入杯中，加入橙肉，搅拌均匀即可。

冰糖银耳

材料：银耳10克，冰糖30克，红枣10颗。

做法：

1. 将银耳洗净，用清水浸泡2小时左右，然后拣去杂质，放在盆内，倒入沸水，加盖焖泡30分钟；红枣洗净备用。

2. 银耳泡发膨胀后，剪去蒂部末梢，用清水洗净，撕成片状。

3. 将银耳片、红枣与冰糖一同放入锅内，加适量清水，先用大火煮沸，再转用小火煎熬60分钟，至银耳熟烂即可。

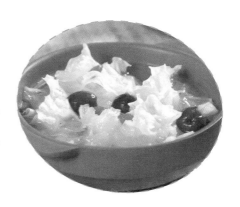

鱿鱼炒茼蒿

材料：鱿鱼400克，茼蒿350克，葱花、姜丝、盐、鸡精、植物油、料酒各适量。

做法：

1. 将鱿鱼去头，洗净，切丝，焯水，沥干。

2. 茼蒿择洗净，切段，备用。

3. 锅置火上，倒油烧热，放入葱花、姜丝煸炒，放入鱿鱼丝煸炒至软，加入茼蒿、盐、鸡精、料酒翻炒至茼蒿熟即可。

Chapter 7

孕7月：别错过宝宝大脑发育黄金期

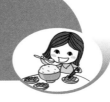

　　7个月胎儿生长速度较快，准妈妈要注意维生素、铁、钙、钠、镁、铜、锌、硒等营养素的摄入，进食足量的蔬菜水果，少吃或不吃难消化或易胀气的食物，在保证营养供给的前提下，坚持低盐、低糖、低脂饮食。

✿ 给孕7月准妈妈的温馨提示

　　马上就要进入孕晚期了，这时由于胎儿日渐增大使孕妇的心脏负担逐渐加重，孕妇会很容易感到疲劳。孕妇血压开始升高，心脏跳动次数由原来每分钟65～70次增加至每分钟80次以上，因此血液流量增加。然而，增加的部分主要是血浆，这样红细胞在血液中就显得相对减少，所以孕妇会出现相对性贫血。由于身体新陈代谢时消耗氧气的量加大，孕妇的呼吸变得急促起来，在活动时容易气喘吁吁。长大的子宫还容易压迫下半身，静脉曲张、痔疮及便秘这些麻烦可能会不断地烦扰孕妇。针对这些情况，要注意从饮食上进行调养。

✿ 孕7月的营养需求

　　怀孕第25～28周时，胎儿生长发育增快，特别是脑的发育，不仅重量增加，而且脑细胞的数量也开始迅速增加，此时更需要增加有利于大脑发育的营养物质，如磷脂和胆固醇等脂类。胎儿内脏系统开始分化，开始形成循环功能和肝、肾功能。

胎儿各系统功能的加强，使母体负担加重，需求和消耗增加。此时，食材可以多选择鱼类及水产品，这些是优质蛋白质来源，鸡鸭鱼肉、蛋、豆类也都可以多吃。此外，还要注意水果、蔬菜、粗细粮的合理搭配。从体重来看，孕中期孕妇体重以每周增加0.5千克为宜，热量摄入应满足2350～2500千卡/日。

孕7月的饮食原则

有的孕妇因血压升高或贫血加重会出现头痛和头晕，心理负担和精神因素也会造成头痛，所以要注意保持心情愉快。从现在开始到分娩，每天应该增加谷物和豆类的摄入量，因为胎儿需要更多的营养。

孕期体内分泌的肾上腺皮质激素等能对抗胰岛素，胎盘也会分泌一些抗胰岛素的物质，使胰岛功能失调，这时要预防孕期糖尿病，已经发生妊娠期糖尿病的孕妇应在医生的指导下，适当控制饮食或者用药，并加强对胎儿的监护。

一些孕妇的贫血现象会在此时加重，应该根据医生建议进行防治。在饮食上除了多吃一些含铁丰富的食物外，还应注意多吃一些含维生素C较多的食品，以帮助身体吸收更多的铁质。

由于肠蠕动减慢，直肠周围血管受压，不少孕妇出现便秘现象。应每天早上喝些牛奶和水，并多吃新鲜水果和富含膳食纤维的蔬菜。这些食物不仅对胎儿大脑的生长发育有重要作用，而且可以预防便秘，如全麦面包及其他全麦食品、豆类食品、粗粮等都可以多吃一些。

孕妇自制15种健康零食

怀孕后期，宝宝不断长大，压迫准妈妈的消化系统。准妈妈常常吃了几口饭就觉得饱了，但实际上营养却不够，此时一些既可以解馋，营养又丰富的健康零食必不可少。

焖杏仁：在平底锅里稍微焖一下，香脆且富含胡萝卜素、蛋白质，能为宝宝带来健康的肌肤、眼睛和骨骼。

果粒酸奶+麦片：富含钙质、蛋白质以及纤维素。

麦片制成的麻花卷：味甜，可增加纤维素、碳水化合物，还可补充热量。

半个香蕉卷进全麦面包：钾加蛋白质等于一种超级营养的零食。

全熟的白煮蛋配面包片：随时可以取得的蛋白质。

猕猴桃做成的果味饮品：完美的维生素C来源。

葡萄及番茄沙拉：含丰富维生素C的营养小补品。

新鲜的樱桃配酸奶：甜甜的滋味，含有丰富的维生素C。

蓝莓或者蓝莓干：美味的维生素C，让你倍感惊喜。

芒果果酱：丰富的胡萝卜素，有助于胎儿的细胞生长。

青色甜豌豆：煮熟冷却后撒盐食用，含蛋白质、胡萝卜素、铁及钙。

蔬菜面包片：在获得美味的同时，包含了各种蔬果。

低脂肪南瓜糕点：含有维生素及矿物质。

粗粮制成的可口蛋卷：在蛋卷上加上一条条黑色的糖浆，就可以成为补充铁的小甜点。

苹果片配奶酪片：不仅是吃水果，而且是取得膳食纤维和钙的很好途径。

❀ 孕晚期补锌很重要

锌是人体必需的微量元素，虽然在人体中的含量很少，但其功用非常重要。它参与蛋白质合成、核酸代谢、基因表达和免疫功能。锌是体内200多种酶类的辅因子，是核酸和蛋白质合成的必需物质，如RNA和DNA聚合酶，锌还是蛋白质、激素和核酸的结构成分，所以锌对生长发育的重要性不言而喻。

产妇分娩方式与其妊娠后期饮食中锌含量有关。锌可增强子宫有关酶的活性，促进子宫肌收缩，把胎儿推出子宫腔。当缺锌时，子宫肌收缩力弱，无法自行推出胎儿，需要借助产钳、吸引器等外力，才能娩出胎儿。产妇严重缺锌则需剖宫产。因此，孕妇缺锌会增加分娩的痛苦。此外，子宫肌收缩力弱，还有导致产后出血过多及并发其他妇科疾病的可能，严重影响产妇健康。

补锌的最佳方法是合理调配膳食，多吃些含锌较多的食物，如猪肝、猪腰、瘦肉、鱼、紫菜、牡蛎、蛤蜊、黄豆、绿豆、蚕豆、花生、核桃、栗子等。如果锌严重缺乏，可吃一些强化锌的食品。中国营养学会指出，中晚期孕妇每日锌供给量为16.5毫克，所以，孕妇每日补锌10毫克左右较为合适。

孕妇不宜多吃人参

人参属大补元气之品，很多人认为孕妇多吃人参既补身体，还会使胎儿出生后更为聪明且增强抵抗能力。这种观点是错误的，多数孕妇怀孕后阴血偏虚，食用参类的补品会引起气盛阴耗，很容易上火，加重妊娠反应，还会出现呕吐、水肿及高血压等症状，可引起见红、流产及早产等危险情况。因此，孕妇不宜多吃人参。此外，鹿茸、鹿胎等补品，准妈妈们也不宜服用。

孕妇不宜多吃动物肝脏

近年来研究发现，孕妇过多食用动物肝脏易导致体内维生素A达到危及胎儿的水平，并可能有致畸作用。专家们建议，孕妇最好减少食用动物肝脏，以1～2周吃一次为宜，每次控制在30～50克。至于动物肝脏中含有的丰富的维生素A、B族维生素和微量元素锌等，可以从其他食品中获得，例如新鲜蔬菜、水果等，因为胡萝卜、菠菜、白菜和橘子等所含的胡萝卜素可以转化为维生素A。此外，可以从鱼类、瘦肉中补充B族维生素和微量元素锌。

食来"孕"转 菜谱小推荐

香干芹菜

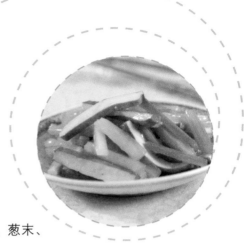

材料：香干、芹菜各100克，植物油、豆瓣酱、葱末、
　　　姜末、香油、盐各适量。

做法：

1. 将香干切条；芹菜去叶，洗净，切段，焯水，沥干，
   备用。

2. 锅置火上，倒油烧热，放入豆瓣酱炒出香味，放入香
   干、芹菜段、姜末、葱末、盐翻炒，淋入香油即可。

海米炖冻豆腐

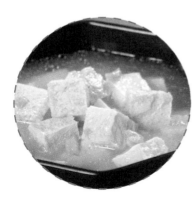

材料：海米50克，冻豆腐200克，咸香菜末、植物
　　　油、香油、肉汤、盐、葱末、姜末各适量。

做法：

1. 冻豆腐用凉水浸泡，取出挤去水分，切小方块；海
   米用温水泡开。

2. 锅内放油烧热，用葱末、姜末炝锅，加肉汤烧沸，
   放入豆腐块、海米、盐；汤沸后移小火上煮10多分
   钟，撇净浮沫，放咸香菜末，加香油，出锅即可。

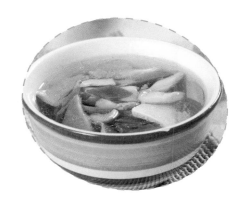

蘑菇豆腐汤

材料：水发蘑菇100克，豆腐1块，蒜苗段10克，海
　　　米5克，盐、味精、香油、姜末、醋、胡椒
　　　面、清汤各适量。

做法：

1. 把水发蘑菇和豆腐洗净，均切小片。

2. 锅内添放清汤，放入豆腐片、蘑菇片、泡洗好的
海米、盐和姜末烧开，撇出浮沫，加入胡椒面、
醋，淋入香油，撒入味精，即可出锅。吃时，撒
上洗净的蒜苗段即可。

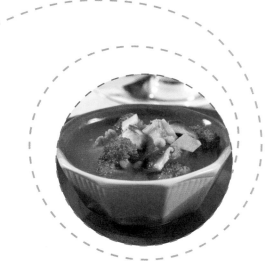

黄豆排骨蔬菜汤

材料：黄豆50克，排骨200克，西蓝花50克，香菇4朵，盐适量。

做法：

1. 将黄豆洗净，与排骨一同放入沸水中焯一下。

2. 香菇去蒂、洗净，切瓣；西蓝花掰成小朵，洗净。

3. 将黄豆、排骨加水煮，大火煮沸后转小火，约煮40分钟，再放入香菇、西蓝花、
盐，煮到再次沸腾即可。

Chapter *8*

孕8月： 水肿？ 长斑？ 通通吃掉！

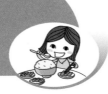

孕8月，胎儿开始在肝脏和皮下储存糖原及脂肪。此时应保证热量的供给，需要大量葡萄糖供胎儿迅速生长和体内糖原、脂肪储存。同时，饮食不可毫无节制，防止胎儿过大。

给孕8月准妈妈的温馨提示

这个时候孕妇会感到身体沉重，行动困难。有的孕妇会出现水肿，若只是晚上发生水肿，休息后缓解者，属正常的现象。如果水肿是从早晨就发生，或从脸部开始水肿，应到医院去检查尿蛋白等情况，警惕妊娠高血压综合征的发生。由于激素的原因，有的孕妇脸上会长出褐斑或雀斑，或在面部出现斑点。在这个时候，孕妇除了要注意盐的摄入量、不要过度疲劳、防止发生妊娠高血压综合征外，还要注意阴道是否有出血，如果有出血应及早去医院接受医生的诊查，警惕早产、前置胎盘、胎盘早剥等，及早发现，及时治疗，采取必要措施。

孕8月的营养需求

怀孕的最后3个月，胎儿生长很快，孕妇的胃口比以往都要好，进食量也随之增加，每天的主食需要增加到350克，荤菜每餐也可增加到100克。

同时，孕晚期孕妇对钙的需求量明显增加，因为胎儿牙齿、骨骼钙化需要大量的钙，孕妇要多喝牛奶，供给胎儿充足的钙。此时也是胎儿大脑细胞增殖的高峰，需要提供充足的必需脂肪酸以满足其大脑发育所需，多吃海鱼利于DHA的供给。孕晚期需要摄入充足的维生素，如果缺乏，孕妇会在分娩时子宫收缩乏力，导致产程延缓。

孕妇不能盲目大量进补，尤其要控制淀粉、糖、食盐的摄入量，以免引起过度肥胖，引发妊娠期糖尿病、妊娠高血压疾病等。孕妇在怀孕期的体重增加12千克为正常，不要超过15千克，否则体重超标极易引起妊娠期糖尿病。

孕8月的饮食原则

妊娠后3个月胎儿生长特别快，孕妇要储存的营养素也特别多，每日进餐的次数和进食量需要相应增加，要多吃些含动物性蛋白质、维生素较多的食物，还要多吃些含铁、维生素B_{12}和叶酸丰富的食物。如动物血、肝、木耳等，既可防治孕妇本身贫血，又可预防婴儿出生后缺铁性贫血的发生。要尽量少吃过咸的食物，不宜大量饮水，以预防高血压综合征的发生。还要注意少吃含热量高的食物，以避免孕期过于肥胖，胎儿过大。

不要吃不洁及被污染的食物；避免刺激性食物，如浓茶、酒及辛辣调味品等，因为刺激性食物常可引起大便干燥或加重痔疮。

由于孕妇子宫底已上升到了横膈膜处，吃下食物后总是觉得胃里不舒服，影响食欲。这时最好少吃多餐，以减轻胃部的不适。孕期女性的食物应该尽量做到品种齐全、副食多样化，以保证营养足够。每天吃的各类营养素含量可以根据各种食物的量来计算。

孕晚期的营养补充

孕晚期胎儿的营养需求达到了最高峰，这时孕妇需要摄入大量的蛋白质、维生素C、叶酸、B族维生素、铁质和钙质，应该多喝一些牛奶，每天最好喝2杯（500毫升）。不爱喝牛奶的孕妇也可以喝豆浆，多吃豆腐、海带和紫菜，这些食物中钙的含量也很高，特别是海带和紫菜中还含有丰富的碘，有利于胎儿发育。缺钙比较严重的孕妇要根据医生的建议补充钙剂，每天大约要有200毫克的钙用于胎儿的骨骼发育。体重增长过多的孕妇，应该根据医生的建议适当控制饮食，少吃淀粉类食物，多吃蛋白质、维生素含量高的食物。

加餐多点花样

在孕晚期，孕妇需要更多的营养，以往一日三餐的饮食习惯已不能满足营养需求，加餐是补充营养的好方法。加餐要注意食物的多样化和营养的均衡。一般来说，在早餐和午餐之间或者下午4点钟左右，吃25克左右芝麻糊，能够为准妈妈提供能量。

准妈妈还可以将煮鸡蛋、牛肉干、鱼片干、豆腐干、全麦饼干、青稞粉、藕粉都增添到加餐的食谱当中。每顿加餐时，尽量将蛋白质类的食物，包括蛋、肉等控制在25克以内，淀粉类的食物也应控制在25克左右，同一类的食物不要重复食用，每天都换换样儿，既补充营养又不会吃腻。如果准妈妈想吃甜食，那么水果应该是首选，但是每日吃水果不应该超过500克，不然会摄入过多的糖分，进一步加重机体糖代谢负担。

孕妇饮食宜荤素搭配

怀孕晚期，即7个月以后，胎儿的体重增加很快，如果营养跟不上，孕妇往往会出现贫血、水肿、高血压等并发症。这一时期孕妇需要补气、养血、滋阴，营养增加总量为原先的20%～40%。要想达到以上标准，孕妇就要注意平衡膳食。

植物食品——也就是我们所说的素食，一般含维生素较多，但是这类食品普遍缺乏一种叫牛磺酸的营养成分。

人类需要从外界摄取一定量的牛磺酸，以维持正常的生理功能。牛磺酸对儿童的视力有重要影响，如果缺乏牛磺酸，儿童视网膜电图检查会出现异常。动物食品则大多含有牛磺酸，为保证充足的摄入，应吃一些动物性食品。

因此，孕妇所吃的食物品种应多样化，荤素搭配、粗细搭配、主副食搭配，且这种搭配要恰当。副食品可以选择牛奶、鸡蛋、豆类制品、禽类、瘦肉类、鱼虾类和蔬果类。总而言之，孕妇不能挑食。还要适当补充铁，防止贫血；补充钙、磷等，有助于胎儿骨骼及脑组织发育，补充钙质可经常食用牛奶、豆制品、骨头汤和虾皮等。

孕妇不宜过多食用糯米甜酒

中国一些地方有给孕妇吃糯米甜酒的习惯，认为其具有补母体、壮胎儿的作用。实际上，糯米甜酒也是酒，也含有酒精，吃糯米甜酒和饮酒一样，只是糯米甜酒的酒精浓度比普通酒低。

酒精可随血液循环到达胎盘，而胎盘对酒精又没有吸收能力，酒精就会通过胎盘进入胎儿体内，影响细胞的分裂过程，进而影响胎儿的大脑或其他器官的发育，导致各种畸形的发生。常见的有大头畸形、智力低下、心脏或四肢先天畸形等。

对于母体来说，本身孕期肝脏、肾脏的负担就加重了，而酒精在体内主要是通过肝脏降解，由肾脏排出体外，在孕期摄入酒精，无疑会加重孕妇肝脏和肾脏的负担，影响其身体健康。再者，酒精对孕妇的神经和心血管系统也是有害而无益的。糯米甜酒虽然只含有少量酒精，但大量食用也可能会对孕妇和胎儿造成损害。所以，孕妇不宜大量食用糯米甜酒。

食来 "孕" 转 菜谱小推荐

清炒蹄筋

材料：鲜牛蹄筋250克，料酒、盐、鸡汤、葱、植物油各适量。

做法：

1. 把蹄筋切成条，放入沸水中略焯一下取出；葱洗净，切段。

2. 炒锅上火倒油烧热，将葱段放入煸炒，炒出香味，加入蹄筋条，迅速翻炒，使蹄筋均匀受热；加入料酒、盐、鸡汤，煮沸后转用小火煮约10分钟，再转用大火加热，收汁即可。

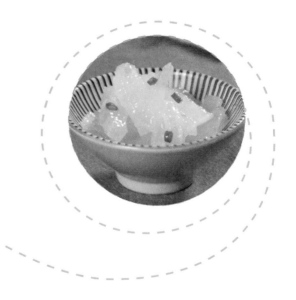

小炒牛肉

材料：牛肉90克，冬笋30克，酱油、肉汤、葱、植物油、姜、盐、料酒各适量。

做法：

1. 将冬笋、葱、姜、牛肉分别洗净，切成丝，用料酒腌渍片刻。

2. 热油锅，在大火上先将牛肉丝过油，捞出；另热油锅，先煸冬笋丝、葱丝、姜丝，倒入酱油、料酒、肉汤等，与过油的牛肉丝同炒，加入盐即可。

鲜莲银耳汤

材料：干银耳10克，鲜莲子30克，清汤1500毫升，枸杞、料酒、盐、
　　　白糖、味精各适量。

做法：

1. 银耳泡发，加清汤煮1小时左右，将银耳完全煮透取出。

2. 鲜莲子剥去青皮和嫩白皮，去芯，用水焯后，用沸水浸泡20分钟。

3. 烧沸清汤，加入枸杞、料酒、盐、白糖、味精少许，再加入银耳、
　　莲子装在碗内，略煮即可。

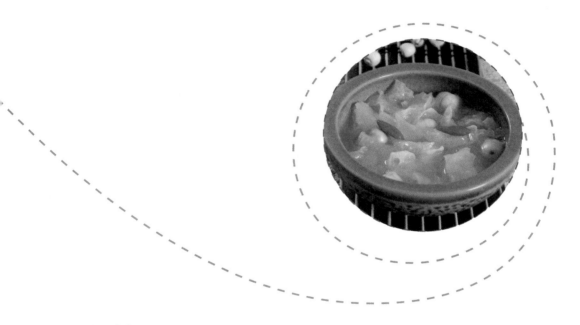

凉拌芹菜叶

材料：芹菜叶200克，豆腐干40克，盐、白糖、香油、酱油各适量。

做法：

1. 将芹菜叶洗净，焯水，过凉，沥水，剁细末，撒上盐拌匀；豆腐干焯水，捞出，
　　切小丁，备用。

2. 将芹菜叶末放入盘中，撒上豆腐干丁，加入白糖、香油、酱油，拌匀即可。

Chapter *9*

孕9月：小心
吃出来个小胖子

孕9月里，准妈妈的胃部仍会有挤压感，所以每餐可能进食不多。由于孕妇的胃部容纳食物的空间不多，所以不要一次性地大量饮水，以免影响进食。

✿ 给孕9月准妈妈的温馨提示

这个时期孕妇因宫底上升到心窝部下一点，会出现心慌，气喘或胃部胀满，尤其是饮食后症状更加明显。此时，孕妇的排尿也更频繁了。

孕妇应更加注意胎动情况，关注有无宫缩的发生。因为离预产期越来越近，有许多事都要提前安排，如产妇及婴儿用品、选择准备住院分娩的医院，及孕产妇住院期间家里的安排等。除此之外，在饮食方面，孕妇应该注意一次进食不要太多，少食多餐，每天清洗外阴，内衣裤勤换洗，保持清洁。

✿ 孕9月的营养需求

这一时期，胎儿生长更快，且胎儿体内贮存的营养素也最多，故孕妇膳食中必须富含各种营养素，以保证胎儿迅速生长的需要。另外，孕妇应增加食物品种，如细粮、粗粮、大豆类及其制品、动物性食品、蔬菜、水果，要合理搭配，做到食物多样化，以扩大营养素来源。如果孕妇下肢出现水肿现象，则应选用低盐饮食，供给机体充足的蛋白质，如多吃牛奶、鸡蛋、鱼、猪肝等。

孕9月的饮食原则

除全面摄入营养之外，孕妇要注意补充钙质，同时要补充维生素D和镁，以防腿部抽筋。当然，小腿抽筋并不是缺钙的衡量标准，有的孕妇虽然缺钙，但并没有发生抽筋现象。

孕妇需要补充维生素K

维生素K是一组可产生血浆中凝血物质的化学物质，它还是影响骨骼和肾脏组织形成的必要物质，主要参与一些凝血因子的合成，有防止出血的作用，因此维生素K有"止血功臣"的美称。它经过肠道吸收，在肝脏生产出凝血酶原及一些凝血因子，从而发挥凝血作用。

若孕妇维生素K吸收不足，血液中凝血酶原减少，易引起凝血障碍，发生出血症。孕妇妊娠期如果缺乏维生素K，就会增加流产概率。胎儿即使存活，孕妇也会由于体内凝血酶低下，生产时发生大出血，或者引起胎儿先天性失明和智力发育迟缓。

因此，孕妇应注意摄食富含维生素K的食物，以预防产后新生儿因维生素K缺乏而引起的颅内、消化道出血等。孕妇在预产期前一个月，要注意每天多摄食富含维生素K的食物，如菜花、白菜、菠菜、莴苣、酸菜、干酪、肝脏和谷类食物等，必要时可每天口服维生素K。这样可以预防产后出血，并增加母乳中维生素K的含量。

冬瓜、西瓜治疗水肿

孕妇由于下腔静脉受压，血液回流受阻，在妊娠后期常出现妊娠水肿。此时，可用冬瓜和西瓜来辅助治疗。

冬瓜富含碳水化合物、胡萝卜素、钙、磷、铁等。其肉质细嫩，水分丰富，性寒味甘，有利尿消肿、消暑解闷、解毒化痰、生津止渴之功效。对妊娠水肿及各种原因引起的水肿、肝炎、肾炎、支气管炎食疗效果好。取鲜冬瓜500克、活鲤鱼1条，加水煮成冬瓜鲜鱼汤，可治妊娠水肿及小便短赤。

西瓜瓤多汁甜，营养丰富，富含水分、果糖、维生素C、钾盐、苹果酸、胡萝卜素等营养成分，具有清热解毒、利尿消肿的作用。清《本草求真》论西瓜"能引心包之热，下入小肠膀胱而出，令人心胸顿冷，烦渴冰消"。西瓜汁被人们称为"天生白虎汤"。

绿豆是孕妇理想的食品

绿豆中赖氨酸的含量高于其他食品。赖氨酸是人体必需的氨基酸，是合成蛋白质的重要原料，可以提高蛋白质的利用率，从而增进食欲和消化功能，可促进发育、提高智力、长身高、增体重，故被称为营养氨基酸。此外，绿豆还富含淀粉、多种维生素及锌、钙等矿物质。中医认为，绿豆味甘性寒，有清热解毒、消暑止渴、利水消肿之功效，是孕妇补锌及防治妊娠水肿的食疗佳品。因此，孕妇不妨多吃绿豆。

多吃高锌食物助分娩

国外有研究表明，分娩方式与孕晚期饮食中锌的含量有关。也就是说，孕晚期每天摄入的锌越多，那么自然分娩的机会就越大。反之，生产时则只能借助产钳或是剖宫产的方式了。

锌是人体必需的微量元素，对人的许多生理功能的完成起着非常重要的作用。如果准妈妈体内缺锌，不但会增加分娩的痛苦，还有导致产后出血过多及其他妇科疾病的可能，严重影响母婴健康。

在怀孕期间，准妈妈所需要的锌比其他人都要多，除了供给自身外，还要供给发育中的胎儿。所以准妈妈要多吃一些富含锌元素的食物，如猪肾、瘦肉、海鱼、紫菜、牡蛎、蛤蜊、黄豆、绿豆、花生、核桃、栗子等。特别是牡蛎，含锌较高，被称为"锌元素的宝库"。如果有条件，准妈妈可以多吃些牡蛎。

孕晚期不宜多吃黄芪炖鸡

中医认为，黄芪味甘，微温，具有补气固表、托疮生肌、利水的功效，主治气血虚弱、子宫脱垂、糖尿病、慢性溃疡等症。母鸡味甘性温，能温中健脾、补益气血。民间常用黄芪炖鸡治疗产后乳汁缺少，又可补虚固表，治疗产后虚汗症。

由于黄芪有助气壮筋骨、长肉补血的功用，加上母鸡本身是高蛋白质食品，两者起协同滋补作用，所以对于孕期体重增加过多的孕妇而言，会使胎儿发育生长过猛，胎儿过大，造成难产。妊娠晚期孕妇，尤其是要临产的孕妇，吃黄芪炖鸡后，不少人还会出现过期妊娠。这是因为黄芪有益气、升提、固涩的作用，会干扰妊娠晚期胎儿正常下降至骨盆内的生理规律。为了母婴的健康考虑，孕晚期不宜多吃黄芪炖鸡。

孕妇忌用餐不规律

用餐不规律，不但对胎儿没有好处，对孕妇也同样没有好处。在怀孕期间，胎儿完全依赖孕妇来获得热量，如果孕妇用餐不规律，这一顿吃得过少，下一顿吃得过多，那么吃得过少的时候，胎儿得不到需要的营养，就会吸收孕妇自身所储存的营养，使孕妇的身体逐渐衰弱下去，而吃得过多的时候，多余的热量就会转化为脂肪贮存起来，损害孕妇身体。所以孕妇用餐要有规律并要少吃零食。

贴心小提示 Intimate tips

对于孕妈妈来说，分娩时间可能与预产期存在出入，因此建议最好事先制订详细的分娩计划。检查孕妇的健康状况，了解能否实施妊娠初期计划的分娩方式。如果必须改变分娩方式，那么究竟应该选择何种方式也需要进行慎重考虑。

食来"孕"转 菜谱小推荐

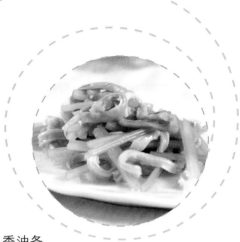

芹菜肚丝

材料：熟猪肚200克，芹菜100克，盐、大蒜、香油各
　　　适量。

做法：

1. 将芹菜去叶，洗净，切段，焯水；熟猪肚反复用水洗
净，切丝；大蒜去皮，洗净，捣成泥，备用。

2. 将芹菜段、猪肚丝放入盘中，加入盐、蒜泥、香油拌
匀即可。

盐水大虾

材料：对虾300克，盐、花椒、茴香、葱段、姜片
　　　各适量。

做法：

1. 对虾去除沙线，冲洗干净。

2. 锅置火上，倒入水，放入虾、盐、花椒、茴香、
葱段、姜片，大火烧沸，改用小火煮至虾熟，离
火，放凉后捞出即可。

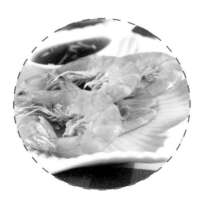

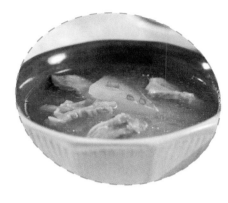

羊肉冬瓜汤

材料：羊肉片100克，冬瓜300克，植物油、香油、
葱末、姜末、盐、鸡精各适量。

做法：

1. 冬瓜去皮、瓤，洗净，切成薄片；羊肉片用盐、
   鸡精、葱末、姜末拌匀腌渍5分钟。

2. 锅内倒油烧热后放入冬瓜略炒，加适量清水，加
   盖烧沸；向烧沸的锅中加入腌渍好的羊肉片，煮
   熟后加香油即可。

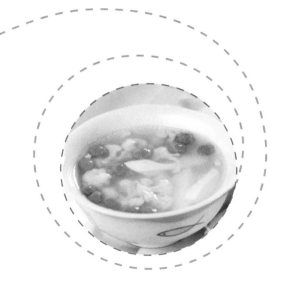

蛋蓉菜花汤

材料：鸡蛋2个，菜花200克，青豌豆25克，植物油、盐、骨头汤各适量。

做法：

1. 把菜花择洗净，掰成小朵，放入沸水锅中略煮一下，捞出，过凉，放入盘中。

2. 把鸡蛋煮熟，剥去蛋壳，把蛋白与蛋黄分开；蛋白切条，蛋黄捣成蓉。

3. 锅内放油烧热，放入蛋黄蓉，略炒几下，加入骨头汤，随即放入菜花、青豌豆、
   蛋白条、盐，烧沸出锅即可。

Chapter **10**

孕10月：胜利前，做好营养冲刺

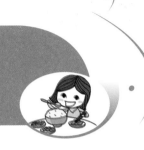

怀孕第十个月，孕妇便进入了一个收获"季节"。孕妇应坚持少食多餐的饮食原则。越是临产，就愈应多吃些含铁质的蔬菜，以保证身体不会出现贫血症状。

给孕10月准妈妈的温馨提示

妊娠第37～40周时，已到了怀孕的最后阶段，孕妇胃部不适感会有所减轻，但是，很多孕妇因为对分娩过程产生恐惧心理，从而忽视了正常饮食的摄入。其实现代医学十分发达，孕妇生产已经变得比较容易。因此，在怀孕最后阶段，孕妇应该正常摄入营养，保证足够的体力来迎接即将到来的分娩过程。

孕10月的营养需求

孕妇应多吃新鲜的瓜果蔬菜，它们可满足孕妇对维生素A、维生素C以及钙和铁的需求。另外，孕妇要多吃粗粮，少食精制的米、面，因为玉米、小米等粗粮中B族维生素和蛋白质的含量比大米和面多；多吃谷类、花生等，因为这些食物中含有大量易于消化的蛋白质、B族维生素和维生素C、铁和钙质等；每天可食用1～2个鸡蛋，因为蛋类含有丰富的蛋白质、钙、磷和维生素；多晒太阳，使机体产生维生素D，以保证胎儿骨骼生长的需要；多注意补充微量元素，如锌、镁、碘、铜等。

✿ 临产时的饮食原则

初产妇从有规律性宫缩开始到宫口开全大约需要12小时。如果是准备自然分娩的初产妇，可准备易消化、少渣、可口味鲜的食物，如面条鸡蛋汤、面条排骨汤、牛奶、酸奶等食物，让产妇吃饱吃好，为分娩准备足够的能量。若产妇吃不好、睡不好，紧张焦虑，容易导致疲劳，最终可能引起宫缩乏力、难产、产后出血等危险情况。

✿ 产前吃巧克力好

据产科专家研究，临产前正常子宫每分钟收缩3～5次，而正常产程需12～16小时，总共约需消耗热量2.6万焦耳，这相当于跑完1万米所需要的能量。这些被消耗的能量必须在产程中加以补充，这样分娩才能顺利进行。因此，产妇在临产前要多补充些热量，以保证有足够的体力促使子宫口尽快开大，顺利分娩。

巧克力符合产妇生理需要的三个特点：一是热量浓缩，含有大量的优质碳水化合物，而且能在很短时间内被人体消化吸收和利用，并可产生大量的热量，供人体消耗。二是富含产妇十分需要的微量元素，这些物质不但可以加速产道创伤的恢复，还可促进母乳的分泌和增加母乳的营养成分。三是体积小、产热多，而且香甜可口，吃起来也很方便。因此，产前让产妇适当多吃些巧克力，可在分娩过程中产生更多热量，对产妇与婴儿都是十分有益的。

✿ 增加产力的饮食宜忌

临产时，由于宫缩阵痛，有的产妇不吃东西，甚至连水也不喝，这是不好的。临产相当于一次重体力劳动，产妇必须有足够的能量供给，才能有良好的子宫收缩力。只有宫颈口开全，产妇才有体力把孩子分娩出来。如果产妇进食不佳，会对生产过程产生很大影响。为了孩子及产妇的健康，临产时产妇注意饮食是很必要的。

那么，临产时产妇吃什么好呢？这是每位产妇及其亲人都非常关心的问题。此时，由于一阵阵的宫缩痛，会影响产妇的胃口，所以产妇应学会在宫缩间歇期进食的方法。根据产妇自己的爱好，可选择蛋糕、面汤、稀饭、肉粥、藕粉、点心、牛奶、果汁、苹果、西瓜、橘子、香蕉、巧克力等。每次宫缩间歇期进食，少吃多餐，可进食一些果汁、水果、糖水及白开水等，以补充机体所需的水分。

需要注意的是，此时产妇既不可过于饥渴，也不能暴饮暴食。有些产妇认为"生孩子时应多吃鸡蛋长劲"，于是便一顿猛吃鸡蛋，这种做法常常会适得其反。因为人体吸收营养并非是无限制的，当营养过多摄入时，"超额"部分的营养就会经肠道及泌尿道排出。不但加重了胃肠道的负担，还可能引起消化不良、腹胀、呕吐，甚至出现更为严重的后果。通常，产妇每顿吃1～2个鸡蛋就足够了。

临产期间，产妇由于宫缩的干扰及睡眠的不足，胃肠道分泌消化液的能力降低，蠕动功能也减弱，吃进的食物从胃排到肠里的时间也由平时的4小时增加至6小时，极易存食。因此，最好不吃不容易消化的油炸类或肥肉等油性大的食物。

食来"孕"转 菜谱小推荐

扒银耳

材料：银耳100克，豆苗50克，盐、香油各适量。

做法：

1. 将银耳泡发，去蒂，洗净，撕小朵，焯水后沥干；豆苗洗净，焯水后沥干，备用。

2. 锅置火上，放入适量清水，加入盐、银耳煮沸，捞出盛入碗内过凉，撒上豆苗，加入盐拌匀，淋上香油即可。

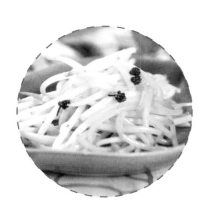

炒绿豆芽

材料：新鲜绿豆芽250克，植物油、盐、鸡精、花椒油各适量。

做法：

1. 将新鲜绿豆芽洗净，备用。

2. 将炒锅烧热后加入植物油，待油热后放入新鲜绿豆芽，略煸炒后加入盐、鸡精，翻炒几次，最后淋上花椒油即可。

芹菜炒肉丝

材料：猪瘦肉250克，芹菜100克，高汤、料酒、酱油、盐、植物油、葱花、姜丝各适量。

做法：

1. 将芹菜去叶，洗净，切段；猪瘦肉洗净，切丝，用料酒、酱油、盐上浆，用油炒至变色，捞出，备用。

2. 炒锅置火上，倒油烧热，放入葱花、姜丝爆香，放入芹菜翻炒，再加入肉丝、高汤炒匀，加入盐即可。

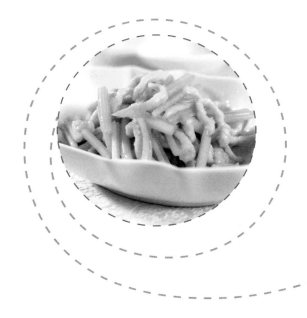

栗子糕

材料：栗子1000克，白糖500克。

做法：

1. 将栗子切口，放入水中煮1小时左右，置凉后去皮。

2. 在去皮的栗子中加入白糖一同捣成泥状，放入方形盒中，成形切片即可。

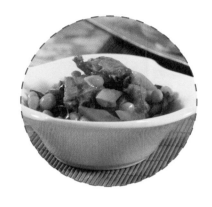

黄豆焖鸡翅

材料：黄豆、水发海带各50克，鸡翅4个，葱段、
　　　姜末、姜汁、盐、植物油、清汤各适量。

做法：

1. 将黄豆、海带分别洗净，海带切片，同葱段、
   姜末放入锅中煮熟；鸡翅用姜汁、盐、葱段腌
   渍入味，备用。

2. 锅置火上，倒油烧至八成热，放入鸡翅，炒至
   变色，加入黄豆、海带片翻炒，加入清汤，转
   小火焖至汁浓即可。

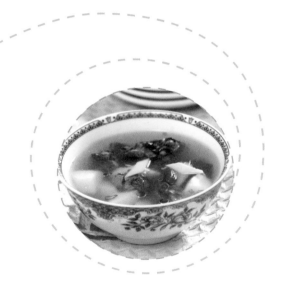

山药乌鸡汤

材料：乌鸡1只，山药100克，枸杞、香葱末、姜片、盐、香油各适量。

做法：

1. 山药去皮，洗净，切片；乌鸡洗净，去内脏，焯烫后再冲洗干净。

2. 锅内加适量清水煮沸，下乌鸡、山药、姜片，枸杞，水煮沸后转小火炖约2个小
   时，加香葱末、盐、香油调味即可。

"糖"妈妈应该怎么吃?

原本并没有糖尿病的女性,在怀孕期间发生糖尿病时,就称为"妊娠糖尿病",这种病症可能引发巨大儿、新生儿血糖过低及呼吸窘迫症、死胎、羊水过多、早产、孕妇泌尿道感染、头痛等,不但影响胎儿发育,也危害母亲健康。因此,孕妇在怀孕期间检查是否有糖尿病是很重要的。

孕妇年龄超过30岁,家族中曾经有人患过糖尿病,且孕妇本身较为肥胖,曾孕育过巨婴或羊水过多症的婴儿时,应高度警惕患此病的可能。

通常孕妇于妊娠24~28周时,通过将50克葡萄糖粉溶解于水中,5分钟内喝完,并测出空腹、餐后1小时、2小时及3小时的血糖浓度,若发现其中至少有两项数值高于标准值(空腹,5.1毫摩尔/分升;餐后1小时,10毫摩尔/分升;餐后2小时,8.6毫摩尔/分升),则被诊断为妊娠期糖尿病。

妊娠糖尿病患者的营养需求与正常孕妇相同,只不过必须更注意热量的摄取、营养素的分配比例及餐次的分配。此外,应避免甜食及高油食物的摄取,并增加膳食纤维。目的是为了提供给母体与胎儿足够的热量及营养素,使母体及胎儿能适当地增加体重,以达到理想的血糖控制,预防妊娠毒血症及避免早产、流产与难产的发生。

♥ 饮食上一般应遵循六大原则

注意热量需求:妊娠早期不需增加能量,妊娠中后期可根据体重增加情况适当增加能量的摄入。

注意餐次分配：为维持血糖值平稳及避免酮血症的发生，餐次的分配非常重要。因为一次性进食大量食物会造成血糖快速上升，而如母体空腹太久则容易产生酮体，所以建议少量多餐，将每天应摄取的食物分成5~6餐。睡前要补充点心，避免晚餐与隔天早餐的时间相距过长。

正确摄取碳水化合物：碳水化合物的摄取是为了提供热量、维持代谢正常，并避免酮体产生。孕妇不应完全不吃主食，而应尽量避免含有蔗糖、砂糖、果糖、葡萄糖、冰糖、蜂蜜、麦芽糖等的饮料及甜食，尽量选择纤维含量较高的未精制主食。

注重蛋白质摄取：如果在孕前已摄取足够营养，则妊娠初期不需增加蛋白质摄取量，妊娠中期、后期每天需增加蛋白质的量各为5克、15克，其中一半的蛋白质应是来自蛋、牛奶、深红色肉类、鱼类、豆浆及豆腐等食物中的优质蛋白质。每天至少喝2杯牛奶，以获得足够钙质，但不能将牛奶当水喝，以免血糖过高。

要注意油脂类：烹调用油以植物油为主，但是不宜摄取过多。

多摄取膳食纤维：多摄取高纤维食物，如以糙米或五谷米饭取代白米饭、增加蔬菜的摄取量、吃新鲜水果而勿喝果汁等，如此可延缓血糖的升高，帮助控制血糖，也比较有饱腹感。但不可无限量地吃水果。

PART 3

产后食补，
宝妈就得这么吃

顺利生产之后，
宝妈们又开始担心奶水和体重的大问题，
产后饮食切忌大吃大补，
但也千万不要过早减肥，妈妈们切记。

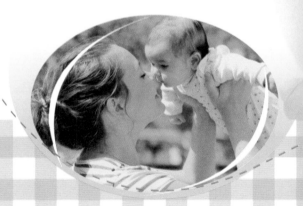

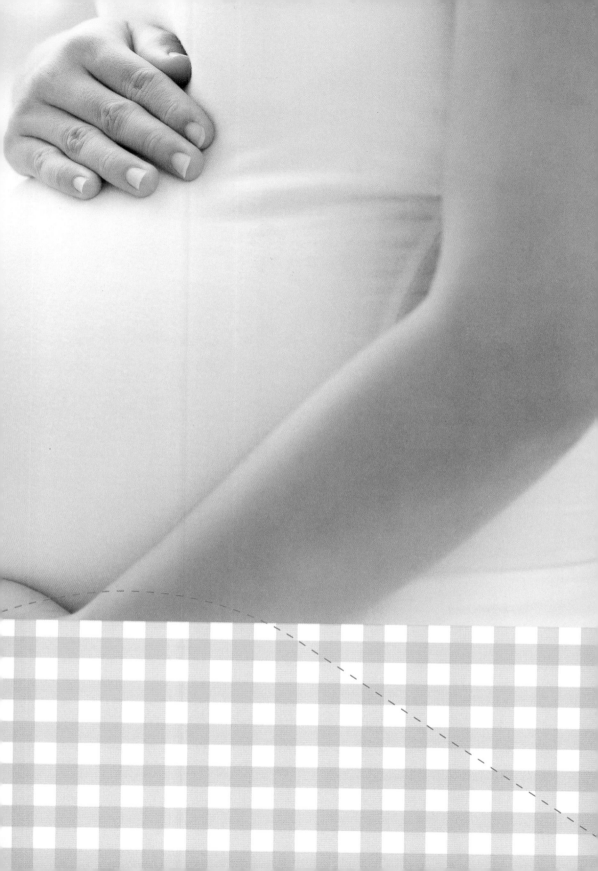

Chapter *1*

产后小症状，
食物来帮忙

　　无论是顺产妈妈还是剖宫产妈妈，在产后都会或多或少出现一些不适的小症状，这时候在月子期选择合适的饮食调理，对身体的恢复和帮助非常大，也更利于之后的母乳喂养。

❀ 产后出血饮食调养

　　产妇把胎盘娩出后，一天内出血达到400毫升者，称为产后出血。产后出血包括胎儿娩出后至胎盘娩出前、胎盘娩出至产后2小时以及产后2小时至24小时三个时期，尤其多发生在前两期。

　　产道出血的临床表现为出血急而量多，或持续小量出血，重者可发生休克。同时可伴有头晕乏力、嗜睡、食欲不振、腹泻、水肿、乳汁不通、脱发、畏寒等。

　　产妇在分娩后2小时内最容易发生产后出血，所以分娩后仍需在产房内观察。经过产房观察两小时后，产妇和孩子都到了爱婴区，产妇自己也要继续观察，因为此时子宫收缩乏力也会引起产后出血。

　　产妇一旦发生产后出血，后果严重。休克较重、持续时间较长者，即使获救，仍有可能发生严重的垂体前叶功能减退后遗症。产后出血除从出血量进行诊断外，还应对病因进行明确的诊断，才能做出及时和正确的处理。

　　产后出血的治疗原则是迅速止血、纠正失血性休克及控制感染，必要时手术治疗。产妇应卧床休息，以减轻疲劳感。产妇进食高热能、高蛋白、易消化且含铁丰富的食物，以增加营养，并坚持少食多餐。及时选用合适的药膳可以使治疗效果更为理想，如人参粥、柿饼饮、乌蛋饮、生地益母汤等。

枸杞鸡丁

原料：鸡脯肉300克，枸杞子30克，鸡蛋1个（取蛋清），荸荠、牛奶、植物油、水淀粉、盐、味精、葱末、姜末、蒜末各适量。

做法：1.枸杞子洗净放入碗中，上屉蒸30分钟；荸荠去皮，洗净，切成小方丁。2.鸡脯肉洗净，切成小方丁，放入鸡蛋清、水淀粉搅拌均匀备用。3.锅内倒油烧至五成热，放入浆好的鸡丁，快速翻炒几下，放入荸荠丁、蒸好的枸杞子再翻炒片刻。4.将盐、葱末、姜末、蒜末、牛奶、味精、水淀粉勾成芡汁浇入锅内，翻炒均匀即可。

❀ 产后恶露不净饮食调养

新妈妈在分娩后，阴道会流出一定量的血样的东西，即通常所说的"恶露"，主要是子宫内膜脱落后的血液、分泌物和黏液等。最开始为红色恶露，多在产后持续一周左右，之后排出浆性恶露，最后排出白恶露。如产后三周仍有血性恶露，称为产后恶露不净。

中医学认为，恶露不净主要是气虚不摄、瘀血停留、阴虚血热所致。常因身体虚，产时失血伤气或产后操劳过早造成。

气虚型：恶露色淡红，质稀无臭，产妇时觉小腹下坠，神疲倦怠，少气懒言，头晕目眩，舌质淡红，脉缓弱。治宜补益中气，升阳固摄。可食用黄芪粥、参术芪米粥。

血瘀型：恶露量少，色紫黑，产妇腹痛拒按，舌质紫暗，边有瘀点，脉弦实有力。治宜活血化瘀。可食用益母草红糖汤、姜楂茶、红花草糖水。

血热型：恶露量多，色鲜红或深红，质稠而臭，产妇面赤口干，舌红脉数。治宜清热解毒，养阴止血。可食用冬瓜皮赤豆茶、莲草茅根炖肉、田七炖鸡。

✿ 产后腹痛饮食调养

新妈妈分娩后下腹疼痛，称作"产后腹痛"。有的人腹部疼痛剧烈，而且拒绝触按，按之有结块，且恶露不下，此是瘀血阻在子宫引起；有的人疼痛夹冷感，热痛感减轻，恶露量少、色紫、有结块，此是寒气入宫、气血阻塞所致。本病大多是瘀和寒引起，但也有失血过多，子宫失于滋养而表现隐痛、恶露色淡。

针对产后腹痛的饮食宜清淡，少吃生冷食物。山芋、黄豆、蚕豆、豌豆、牛奶、白糖等容易引起胀气的食物，也应少食为宜。注意保持大便畅通，便质以偏烂为宜。产妇不要卧床不动，应及早起床活动，并按照体力渐渐增加活动量。产妇宜食用羊肉、山楂、红糖、红小豆等。常用食疗方有当归生姜羊肉汤、八宝鸡、山楂饮、桂皮红糖汤、当归煮猪肝等。

如果产妇腹痛较重并伴高热（39℃以上）、恶露秽臭色暗，应考虑感染加重，要立即就医，以免贻误病情。

✿ 产后便秘饮食调养

产后子宫收缩，直肠承受的压迫突然消失而使肠腔舒张、扩大；产后卧床休息，缺少活动，胃肠运动缓慢；产后饮食精细，食物残渣少；产后疏忽调理或孕期便秘未能治愈等，都是引起产后便秘的原因。产后便秘大部分引起肛裂，造成排便时肛门剧烈疼痛和出血，因恐惧疼痛，产妇不敢进食，直接影响产妇的健康。

产妇在分娩后应适当地活动，不能长时间卧床。产后头两天应勤翻身，吃饭时应坐起来。两天后应下床活动。饮食上要多喝汤、饮水。每日进餐应适当配一定比例的杂粮，做到粗细搭配，力求主食多样化。在吃肉、蛋等食物的同时，还要吃一些富含膳食纤维的蔬菜和水果。平时应保持精神愉快、心情舒畅，避免不良的精神刺激，因为不良情绪可使胃酸分泌量下降，肠胃蠕动减慢。食疗方有葱味牛奶、香蜜茶、紫苏麻仁粥等。

黄瓜炒冬笋

原料：净冬笋200克，黄瓜100克，盐、味精、料酒、姜末、鸡汤、植物油各适量。

做法：1.冬笋洗净，放入沸水锅中煮5分钟，捞出，冲凉，切成片；黄瓜洗净，切片。2.锅置火上烧热，倒入植物油，煸香姜末，放入冬笋片略炒，再放入黄瓜片，倒入料酒，加盐、味精和鸡汤，用大火翻炒几下，出锅装盘即可。

❀ 产后水肿饮食调养

产后水肿，是指女性产后面目或四肢水肿。一方面是因为子宫变大，影响血液循环而引起水肿；另一方面是因为受到黄体酮的影响，身体代谢水分的状况变差，身体会出现水肿。针对产后水肿，中医以补肾活血的食疗方法去除身体水分。可适当食用薏米、冬瓜、鲤鱼等去肿利水的食物，常用的食疗方有薏仁红小豆汤、红糖生姜汤、豆瓣鲤鱼等。

口蘑烧冬瓜

原料：冬瓜500克，水发口蘑100克，黄豆芽30克，料酒、味精、盐、水淀粉、植物油、高汤各适量。

做法：1.冬瓜洗净，去皮，去瓤，下入沸水锅焯熟，过凉，切成块；口蘑洗净。2.炒锅放油烧热，放入黄豆芽、口蘑、冬瓜块、高汤、料酒、盐、味精，大火烧沸后转为小火炖烧，烧至口蘑、冬瓜入味，用水淀粉勾芡即可。

❀ 产后发热饮食调养

产后发热是指产妇在产褥期内由于种种原因出现发热的症状。发病的原因有多种，需针对不同原因，予以分别处理，相应的饮食原则也不相同。

产后感冒引起的发热

主要症状为恶寒、发热、出汗，还有关节疼痛和咽喉疼痛等。以祛风清热解毒为基本治疗原则。孕妇可食用蜜芷茶、葱豉肉粥进行辅助治疗。

产后感染引起的发热

产后感染引起的发热是产后发热中最为常见的一种，起病于产后24小时至10天以内，主要症状为高热、寒战，产妇出现头痛、身痛、小腹疼痛拒按，并伴有恶露量从正常至较多、颜色紫暗、有腥臭味等症状。如行妇科检查，可见会阴、阴道及宫颈红肿。如炎症发展严重，可能波及内生殖器，出现腹肌紧张等急腹症症状。以清热解毒、活血去淤为基本治疗原则。产妇可多食藕、小麦、猪肝等食物，推荐食用猪腰汤等。

产后产伤引起的发热

是由于产妇出血过多引起的，此时，产妇热度不太高，自觉有汗，主要症状是面色潮红、耳鸣、心悸、头晕眼花。以滋阴清热为主要治疗原则。孕妇可食用姜汁黄鳝饭、牛血粥等。

蒸乳发热

通常起于产后3～4天，产妇除发热外，主要表现为乳房膨胀、疼痛、乳汁不畅、局部红肿，此时应及时处理，防止发展为乳腺炎。以清除热痛、疏通乳脉为基本治疗原则。辅助饮食有丝瓜络茶、鸽肉杏仁汤、油菜粥等。

❀ 产后关节痛的饮食调养

新妈妈在产褥期间出现肢体酸痛、麻木者，特点是产后肢体酸痛、麻木，局部有红、肿、灼热，中医学认为是因分娩时用力、出血过多，气血不足，筋脉失养，肾气虚弱，或因产后体虚，再受风寒，风寒乘虚而入，侵及关节、经络，使气血运行不畅所致。

饮食上多吃易消化且富含营养的汤类食物；多吃高蛋白食物，如瘦肉、鸡蛋等；多吃补血类食物，如动物肝脏、黑木耳、莲子等。

除按中医辨证服用相应药物外，在日常饮食、起居等方面也要注意保暖；室内既要通风，又不能让风直接吹产妇；注意足部的保暖，最好穿上袜子；室内注意保持干燥、卫生，避免潮湿。

❀ 产后排尿异常的饮食调养

产后排尿异常指女性产后小便不通或尿意频数，甚至小便失禁。本病发生原因是膀胱气化失职所致，临床又可分为气虚、肾虚、膀胱损伤三种。

建议适当食用西瓜、陈皮、红小豆等食物，常用食疗方有西瓜皮饮、红小豆陈皮粥、芝麻散等。

❀ 产后自汗、盗汗的饮食调养

产妇于产后2～3天内出汗较多，为正常现象，若女性产后出汗过多，或出汗时间过长而不能自止，且活动时加重，恶风，并出现面色发白、气短懒言、语声低快、倦怠乏力、舌淡、苔薄、脉虚弱等症状者，称为产后自汗，常与肺卫气虚有关。

产后盗汗，是指产妇睡后汗出湿衣，醒来即止，常与阴虚内热有关。

女性产后自汗、盗汗，治疗上以补气固表、止汗、养阴为主。除药物治疗外，可适当采用饮食调养，如多吃黑豆、番茄、菠菜、山药、百合、银耳、鸡蛋、冬虫夏草，注意忌食辣椒、烟、酒、葱、姜等刺激、辛辣之物，以促进疾病早日康复。常用食疗方有黄芪桂圆羊肉汤、参鸽汤、羊肚粥、猪肚粥等。

Chapter 2

宝妈吃得巧，宝宝吃得好

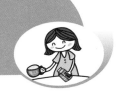

产后对妈妈来说，最重要的莫过于母乳喂养，但很多人存在产后饮食的误区，认为月子期间应该尽力补充营养，这其实会造成妈妈产后身体不适或乳房胀奶，非常不利于妈妈的产后恢复和母乳喂养。

❀ 产妇饮食调养的特点

为了满足产褥期间产妇对各种营养素的需求，加强产妇的饮食调养，产妇的饮食方法也是很重要的。一般要注意以下几点：1.增加餐次：每日餐次应较一般人多，以5～6次为宜。2.食物应干稀搭配：每餐食物应做干稀搭配。干者可保证营养的供给，稀者则可提供足够的水分。3.荤素搭配，避免偏食：从营养角度来看，不同食物所含的营养成分种类及数量不同，而人体需要的营养则是多方面的，过于偏食会导致某些营养素缺乏。4.清淡适宜：月子里的饮食应清淡适宜，如葱、姜、大蒜、花椒、酒等调味料应少于一般人的量，食盐也以少放为宜，但并不是不放或过少。

❀ 产妇饮食调养的原则

由于每个产妇的体质、年龄不同，加上季节的差异、征候的不同等，饮食调养和食疗配膳也不是千篇一律的。饮食调养应注意以下原则：

1.依个人体质、年龄的不同而选取不同的饮食调养。根据体质和年龄的不同，运用食疗保健当有所差异。

2.依季节气候的不同而采用不同的饮食调养。产妇在选用饮食调养方时，不仅要根据个人体质、年龄的不同采取不同的食疗方案，还要根据季节寒温的不同，因时制宜，灵活选用。

3.依产妇征候的不同而选择不同的饮食调养。只有在了解产妇不同征候的基础上才能明了病变之所在，才能有针对性地选取与征候相宜的药膳，达到预期的效果。

4.各种营养的药膳应交替食用。若长期单纯地食用一种食品，不仅会导致营养成分缺乏，还会令人腻味生厌。

5.药膳也应讲究"色、香、味"俱全。应用药膳来治疗产后病症时，既要考虑到膳食中的营养成分和治疗作用，还要注意食物与药物制成膳食后的"色、香、味"，提高产妇食欲。

产妇药膳有哪些宜忌？

产妇应当主要通过调理好日常饮食来进行康复，但也不完全反对吃些药膳，选用适当的药膳可以提高滋补效果。但是，药膳选用不当，反而有害无益。很多产妇喜欢吃当归炖鸡，却不知当归炖鸡会使产妇身体生热，有的人吃后不但无益，反而会造成口渴、咽干、尿黄，以致烦躁不安。对有些产妇来说，吃羊肉炖当归也是火上浇油，虚火上犯，造成头晕、发异热，甚至牙龈出血、鼻衄。再如，阳虚体质者，食用北沙参、麦冬炖猪蹄，或食用青果炖猪肚，以为能滋补身体，岂知上述两种方法滋腻清火，阳虚体质难以承受，以致出现脾胃困顿、饮食停滞、胀满、腹胀、腹泻、不思饮食等病。

由此可见，不是所有滋补药膳都适合产妇食用。凡用药膳须慎重，产妇服用药膳尤其应当小心，最好请中医诊断后帮助选用药膳，做到因人而异。身体强健，产后无病，这类一般产后损伤者，宜选用保健类药膳。

✿ 产妇鸡蛋吃多了会有什么反作用？

有的产妇为了加强营养，分娩后和坐月子期间，以多吃鸡蛋来滋补身体的亏损。吃鸡蛋并非越多越好，过多是有害的。医学研究表明，分娩后数小时内，最好不要吃鸡蛋。因为在分娩过程中，体力消耗大，出汗多，体液不足，消化能力也随之下降。分娩后数小时内，应吃半流质或流质饮食为宜。若分娩后立即吃鸡蛋，会难以消化，增加胃肠负担。根据中国营养学会对哺乳期女性的推荐，在整个产褥期间，每天需要蛋白质80克左右，每天最多吃2个鸡蛋就够了。研究还表明，产妇或普通人每天吃十几个鸡蛋与每天吃3个鸡蛋身体所吸收的营养是一样的，吃多了反而带来坏处，增加肠胃负担，甚至引起胃病。而且，鸡蛋应采用蒸或煮或卧的方式，少用煎、炸、炒的烹调方式。这些都会增加大量的油脂，增加产妇能量的摄入。此外，鸡蛋经过高温煎或炸，蛋白质变硬，消化率下降，降低鸡蛋本身的营养价值。

✿ 产妇为什么不能吃辛辣、生冷的食物？

产妇在产后1个月内，饮食应以清淡易于消化为主，食物品种应多样化。如果产后饮食护理得当，产妇身体的康复是很快的。但在月子里，产妇一定要忌食辛辣温燥和过于生冷的食物。辛辣温燥之食，可助内热，而使产妇上火，引起口舌生疮，大便秘结，或痔疮发作。母体内热，可通过乳汁让婴儿内热加重。所以，产妇在1个月内应禁食韭菜、大蒜、辣椒、胡椒、茴香、酒等。生冷、坚硬食物易损伤脾胃，影响消化功能；生冷之物还易致瘀血滞留，可引起产后腹痛、产后恶露不绝等；如食坚硬之物，还易使牙齿松动疼痛。

✿ 剖宫产产妇的饮食原则

剖宫产产妇产后身体虚弱，术后配合饮食调理能促进产妇健康的恢复。

1.剖宫产术后6小时内：产妇应平卧，禁食。由于麻醉药物的作用尚存在，对产妇胃肠蠕动起着抑制作用，此时盲目进食会导致腹胀。

2.产后24小时内：在经过了术后6小时的禁食后，可以给予少量的流质，尽量不吃牛奶和豆浆等胀气食物，可以饮用萝卜汤，既能促进肠蠕动，又可以促进排气、通便，减少腹胀。不必过分担心产妇术后能量是否足够，因为医生在静脉补液中加入的葡萄糖能够为产妇提供所需的能量。

3.产后2～3天：通常产妇在这个时候已经肛门排气了，可改用半流质饮食，如稀粥、面条等。注意少吃、多餐，因为虽然肛门排气了，但是胃肠功能的完全恢复还需要一些时间，一次吃太多，也可能会引起腹胀。

4.产后4天后：这时候可以像正常产妇一样进食了，但要注意不要太油腻，要多吃蔬菜，保持营养均衡，促使大便通畅。为了促进伤口愈合，产妇应多吃高蛋白的食物。

适合产妇食用的食物

产妇产后面临两大任务：一是产妇本身身体的恢复，二是哺乳婴儿，两个方面均需要营养。因此饮食营养对产妇非常重要。产妇由于其自身特点，其所需要的食物也有其特点：

1.适宜的能量：产妇每日所需热量基本与男性中等体力劳动者相当。如此高的能量需要，应该增加所有产能营养素的摄入。需要均衡补充碳水化合物、蛋白质和脂肪。在食物的选择上，应同时适当增加主食、肉类和蔬菜、水果，也可以每天吃适量的坚果，如核桃、花生、芝麻、松子等。主食最好做到粗细搭配，肉类可选择瘦肉、鸡或鱼虾等，豆腐也可以经常吃。

2.高蛋白质：蛋白质是保证人体正常生命活动的最基本的因素，产妇无论是从自身的身体恢复方面，还是从哺乳方面都需要有充足的蛋白质。小米、豆类、豆制品、猪瘦肉、牛肉、鸡肉、兔肉、鸡蛋、鱼类等食物中含有丰富的蛋白质，非常适合产妇食用。

3.钙等矿物质：牛奶、海带、虾米皮、麻酱等都富含钙。如果从膳食中得不到足够的补充，可用钙剂和骨粉补充。铁的补充也非常重要，为了防止贫血的发生，日常膳食中应多吃含血红素铁的食物，如猪血、豆腐、肝脏等。

4.足够的维生素：哺乳妈妈饮食中摄入的维生素可能会影响乳汁中的维生素含量。如维生素A、维生素C及各种B族维生素。应多吃新鲜的蔬菜和水果，适量的动物性食物及内脏、牛奶、鸡蛋等。

❀ 适合产妇食用的蔬菜

产妇由于哺乳的需要，各种维生素的需求都比平时有所增加，其中维生素C每日需要150毫克。因为维生素C可以保护血管壁和结缔组织健康致密，降低脆性，并有止血和促进伤口愈合的作用。维生素C在很多新鲜蔬菜中的含量很丰富，如油菜、白菜、菠菜、卷心菜、白萝卜等。

蔬菜中还含有较多的食物纤维，食物纤维不能被人体直接消化吸收，但可以促进胃肠蠕动，有利于排便通畅。油菜、芹菜、萝卜、白薯等食物均含有丰富的食物纤维。

❀ 产妇为什么容易发生消化不良？

消化不良是妇女产后饮食不当引起的常见病症，其主要表现为肠胀气、腹泻、食欲减退、恶心、呕吐等。引起产后消化不良的原因主要有以下几点：

1.产妇在产后为了弥补怀孕及分娩过程中的损失，尽快恢复体能，再加上哺乳婴儿，食用了较多营养价值较高的食物。这些食物中的蛋白质、脂肪、糖类都是较大的分子，不能直接被人体吸收利用，必须经消化系统的机械消化和化学消化，把它们变为简单的、可溶性的氨基酸、甘油、脂肪酸、葡萄糖等小分子物质，以利于人体吸收利用。如果食用过多油腻食物和不容易消化的食物，超过了胃肠道的消化能力，则可引起消化不良的病症。

2.产后胃肠道功能恢复有一段时间，在胃肠道尚未恢复的过程中，胃肠道肌张力低，蠕动减慢，消化能力减弱。这时如果进食过多油腻、不易消化的食物，加重消也会化系统负担，将影响胃肠道功能的恢复。

3.一般情况下，产妇卧床的时间比较长、运动少、肠蠕动慢，会影响食物消化吸收。

产后补铁大搜索

孕妇在妊娠过程中承担着不断向胎儿输送铁以保证胎儿造血需要的任务，这使得妊娠期间孕妇对铁的需要量成倍增长。研究表明，孕早期孕妇和胎儿每日需铁1毫克、中期4毫克、晚期12～15毫克。整个孕期铁的消耗本来已经比较多了，分娩过程中及产后的失血，加重了铁损失的程度。因此，产后及时、合理地补铁是非常必要的。

药物

对于产后中度以上的贫血，医生往往会给产妇开些补血的铁剂。因为较严重的贫血若单纯靠食补，效果非常慢，会影响产妇产后的恢复。铁剂在偏酸性的环境下更容易吸收，所以同时加服维生素C将有利于铁剂的吸收。

饮食

含铁丰富的食物主要包括红色瘦肉、动物内脏、海带、紫菜、黄豆、菠菜、芹菜、油菜、番茄、杏、枣、橘子等，民间也常用大枣、花生衣作为补血食品。B族维生素（维生素B_{12}、叶酸）是红细胞生长发育所必需的物质，动物肝脏和瘦肉中含量较多，绿叶蔬菜等也含有叶酸，可多食用。蛋白质是构成血红蛋白的重要原料，贫血病人应多食用含蛋白质丰富的食物，如牛奶、鱼类、蛋类、黄豆及豆制品等。

患贫血的产妇往往食欲不佳或消化不良，因此要特别注意饮食的"色、香、味"，以促进产妇的食欲。事实上，美味的菜肴对胃酸分泌也有促进作用。

Chapter *3*

恢复身材 变辣妈

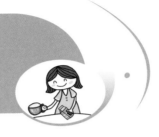

恢复身材是产后宝妈们十分关心的事情，产后是可以通过一些方法技巧达到瘦身的目的的，只要保持心情愉快，合理饮食，适度锻炼，每个宝妈都可以变身辣妈。

五法解决产后发胖

母乳喂养

母亲的授乳可以增加乳汁的分泌量，加快母亲体内的新陈代谢和营养循环速度，帮助体内将多余的营养成分运送出去，从而起到减少皮下脂肪堆积的作用，进而减少新妈妈产后肥胖的概率。

均衡饮食

不挑食偏食、暴饮暴食，产后饮食要养成合理搭配的习惯，最好遵从"十个网球原则"：每人每天进食一个网球大小的肉，两个网球大小的主食，三个网球大小的水果（不同种类），四个网球大小的蔬菜，以此保证身体所需的营养。

充足睡眠

据调查，每天睡眠不足五小时的新妈妈比睡足七小时的新妈妈更容易发胖，而且人在睡眠时体内会释放出一种化学物质，它能提示人们已吃饱，用来控制脂肪量。所以说保证充足的睡眠对解决产后发胖也是有好处的。

适量运动

适量的活动对恢复体形是很有帮助的，当新妈妈的身体完全恢复了，可以做一些适度的活动，例如简单的家务活等，通过调节新陈代谢，消耗体内过多的脂肪和糖分。

愉快心情

积极乐观的心情有助于调节新妈妈体内的分泌系统，加快新陈代谢速度，间接减少产后肥胖的可能。

🌸 简单易行的锻炼方式

产后的妈妈们要忙着照顾宝宝，还要操劳自己的事业，一天下来筋疲力尽，根本没有时间去健身房锻炼身体，美体塑形的美好愿望就成了泡影。其实，在生活中就有一些简单易行的锻炼方法，可以让新妈妈们在闲暇时间就能轻松、健康地瘦身。

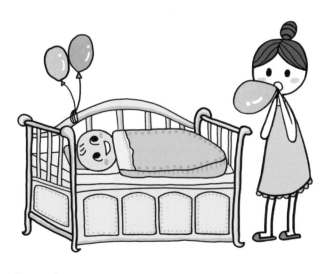

在哄宝宝开心的时候可以选择吹气球，鲜艳的颜色能够吸引宝宝的注意，而新妈妈可以通过吹气球来锻炼自己腹部的力量。

到公司时可以摒弃电梯，选择爬楼梯。上楼时只用前脚掌接触台阶，那样可以有效地锻炼小腿肌肉。

在家也可以踮起脚尖走路，一来不会吵醒宝宝睡觉，二来还可以给自己的腿部一次锻炼的机会。

在等红绿灯、排队的时候可以刻意让自己的身体挺拔起来，随时随地进行修体塑形。

产褥期健美操

1.向上抬臀。新妈妈平躺在床上，双腿外展分开，两脚脚心并拢，双手放于身体两侧，用双脚和双手的力量将臀部向上抬。这个动作可以锻炼腰背部肌肉，骨盆底肌也会得到收缩，而子宫也会在锻炼中以更快的速度愈合。

2.挺胸塌腰。新妈妈跪在床上，双手成直角支撑身体，吸气收腹弓腰，让上半身凸起来，坚持2～3秒钟，呼气塌腰，让上半身凹下去，如此可以收缩骨盆底肌，对产道的恢复很有帮助。

3.跪起运动。新妈妈在床上或是地板上都可以做，首先，跪坐在自己的后脚跟上，上身保持直立，注意绷紧臀部和腹部的肌肉，之后直立跪起。这样反复，可以增加臀部、腹部、大腿前部的肌肉紧实度。

4.扭转上身。新妈妈直立于地上，双腿分开与肩同宽，尽量大幅度地扭转上身，双臂也可随着画圆摆动，向左向右交替进行。这样可以增强新妈妈腰背部的肌肉灵活性。

5.恢复腿形。这个动作要借助椅子、桌子等外在物体的帮助，新妈妈可以找一个宽敞的地方，扶住身旁的物体，将腿尽可能地向四面八方踢，这样可以增加下身髋关节的灵活程度，帮助重塑完美腿形。

产后运动助恢复

正常情况下，女性盆腔内生殖器官由各种韧带和盆底支持组织维持正常位置。妊娠期随着胎儿生长发育，母体内各系统会发生一系列适应性变化，以生殖系统变化最大。尤其是子宫，容积和重量分别增加到孕前18倍和20倍，固定子宫的韧带相应变软、伸长。

分娩后子宫开始逐渐复原，10天左右降入骨盆内，但需要6周才能恢复到正常大小。而固定子宫的韧带，因孕期的过度伸展，会比孕前略显松弛。阴道和盆底支持组织，会因分娩时过度伸展、扩张导致弹性下降而不能完全恢复到产前状态。

简单的腹式呼吸运动，可让腹围变小。做法是吸气时让胸腔扩张，吐气时收小腹，让腹部肌肉往内收缩，缩到肚子摸起来是硬的。这种呼吸方式还可以帮助肠胃蠕动，让排便较为顺畅。另外，走路是最简单的运动方式。

有氧运动时，使用的肌肉越多，或使用的身体肌肉越大块，例如腿部的大肌肉或臀部肌肉，心肺就需要输送更多氧气，使氧气消耗量越大，就能燃烧越多的脂肪。这一类运动就称之为有氧运动，包括骑车、游泳、快走、慢跑、登山、有氧舞蹈等。

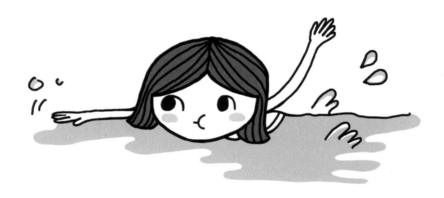

生宝宝后，能否恢复到自己产前的苗条状态，是每一位妈妈关注的大事。产后瘦身与健康恢复，是相辅相成的关系。适时适度运动、保持营养摄取平衡和为宝宝哺乳都是瘦身健美的较好选择。

产后康复黄金期

产后6个月内，新妈妈身体的新陈代谢率仍然很高，生活习惯也尚未确定，这时候减肥效果会比较好。6个月后，如果新妈妈的体重仍旧尚未恢复到孕前的状态，那么身体会习惯于新的体重，原有的体重设定点可能就会被改变，要再减重就比较困难了。

成年人的体重，多数会保持在一个固定重量点上下浮动，除非有疾病，或情绪、饮食等生活习惯发生很大改变，才会出现骤减或增加的现象，这个重量固定点称为体重设定点。例如40千克或是50千克等，体重设定点是可以改变的。

减重的原则在于减少热量摄取与增加热量消耗，减少热量摄取应当以饮食控制为主，而增加热量消耗，则须从运动下手。多走路、爬楼梯、饭后散步等方式都有助于消耗热量。只要在日常生活中多活动，一天下来也能累积可观的活动量。

刚开始做有氧运动时，消耗量较大的是肝糖，大约20分钟之后才会开始燃烧体内脂肪，运动强度越大，就会越早开始燃烧脂肪。运动1小时之后，又会转为消耗较多的肝糖，因此，运动愈久燃脂效果并不一定愈好。

如果无法抽出完整的时间来运动，可以分次累积运动时间，例如一次10分钟或20分钟。分次累积做运动，和一次做1个小时运动消耗的热量相同，但后者会消耗掉较多的脂肪。

❀ 有利于恢复苗条身材的运动

脚踝运动：产后第一天开始做。平躺在床上，后脚跟贴床板，伸长脚尖，两脚底对碰，弯起两脚底。

呼吸运动：平躺，全身放松，膝盖弯曲，运用腹肌力量，用鼻子深吸气，以口缓缓吐气。

腹直肌分离矫正：产后第一天开始做。同呼吸运动，吐气时把头抬高，但不要抬肩，同时用交握的双手将腹直肌向中线推挤，吸气时回复原姿势，并松弛腹部，不要把肩抬高。

骨盆摇摆：产后第一天开始做。平躺床上，稍稍弓起背部，使骨盆腔向上悬起并左右摇摆。可矫正脊柱前弯及下背痛。

颈部运动：产后第二天开始做。平躺，四肢伸直，头向前屈，使下额贴近胸部，再慢慢放下头。

胸部运动：产后第三天开始做。仰卧床面，身体和腿伸直，慢吸气，扩大胸部，收缩腹肌，背部紧压床面，保持一会儿后放松，重复5～10次。可帮助胸部肌肉收缩，预防乳房下垂。

　　腿部运动：产后第五天开始做。平躺在床上，轮流抬高双腿与身体成直角，待产后体力稍有恢复时，可同时抬起双腿，重复5～10次。

　　乳房运动：产后第七天开始做。两臂左右平伸，然后上举至两掌相遇，保持手臂伸直数秒后，再回到左右平伸，重新开始，每天做10次。能帮助乳房肌肉收缩，防止乳房下垂。

　　臀部运动1：产后第十五天开始做。平躺在床上，右膝屈起，使足部尽量贴近臀部，然后再伸直放回原位，左右两腿交替动作。能够帮助臀部肌肉的收缩，每天做10次即可。

　　臀部运动2：平躺在床上，双腿屈起，慢慢地把臀部向上抬起离床，以脚跟及肩部支持片刻，然后慢慢地放下还原，重复数次。

　　腹部运动：平躺在床上，两手交叉于胸前，慢慢坐起，同时保持双腿并拢，稍微过一会儿，待体力完全恢复后，双手可放置在头后再坐起，似仰卧起坐的动作，重复数次。

体重与每运动10分钟所消耗的热量比（单位：千卡）

运动项目	体重				
	50千克	55千克	60千克	65千克	70千克
摇呼啦圈	19	21	23	25	27
逛街购物	30	33	36	39	42
爬楼梯	48	53	58	63	68
遛狗	24	26	28	30	32
散步	22	24	26	28	30
骑车	31	34	37	40	43
快走	38	42	46	49	53
有氧舞蹈	42	46	50	54	59
慢跑	78	85	94	97	100
跳绳	75	82	89	97	104
蛙泳	99	108	118	128	138
自由泳	145	160	175	189	204

❀ 骨盆腔运动练习须注意事项

新妈妈产后的骨盆腔运动，适宜早做、勤做，有助于阴道、骨盆底等组织的恢复，对性生活会有不小的帮助。

1.开始的时候，最好在医生或护士的协助下学习正确的方式。

2.可以用一根手指头放入阴道中，收缩阴道附近的肌肉，如果收缩的肌肉正确，手指头就可以感受到收紧的压力，在收缩的同时，腹部、大腿及背部尽量不要用力。

3.除了用手指感觉之外，也可以利用排尿的时候练习，感觉骨盆腔肌肉的收缩。在排尿中途憋住小便，感觉是用哪些肌肉停住小便，这些肌肉就是需要训练的骨盆腔肌肉群。

4.收缩肌肉时，以心中默数的方式，1秒1拍从1数到4，维持4～5秒，再放松肌肉，反复进行。可以像做体操一般的数数，原则上一天2～3次，一次5分钟。其实，如果真的做起来，就能发现并不轻松，做一段时间以后等适应了，觉得行动有余力了，可以默数到8拍，再放松8拍。

❀ 新妈妈减肥误区

生完孩子立即节食

有些新妈妈减肥心切，刚坐完月子便开始了产后减肥计划，盲目节食减肥，这对身体非常不好。因为刚生产完的新妈妈，身体还未完全恢复到孕前的程度，加之还担负繁重的哺育任务，需要补充营养。产后节食，不仅会导致新妈妈身体恢复慢，还有可能引发产后各种并发症，所以产后减肥不可过早进行。

不正确的减肥观念

不吃早餐。有人误认为不吃早餐能减少热能的摄入，从而达到减肥的目的，殊不知不吃早餐对人体伤害极大，无益健康。

长期使用固定食谱。会减少许多东西的摄入，久而久之会使身体缺少全面的营养成分，有害无益。

膳食纤维摄入较少。如果是精加工制作的麦类面包，其中的膳食纤维在加工中已被去除，营养也不全面。

混淆烦躁和饥饿。有时心情不好，肠胃不适，误认为是想吃东西。

以药物代替天然食品。一味服用营养品、维生素类药物，而忽视日常饮食。

产后服用减肥茶、减肥药

哺乳期的新妈妈服用的减肥药，大部分会从乳汁里排出，这样就等于宝宝也跟着服用了大量药物。新生婴儿的肝脏解毒功能差，大剂量药物易引起宝宝肝功能降低，造成肝功能异常。所以，产后减肥或服用减肥药非常不可取，减肥饮品也要谨慎选择。

产后急于做运动

产后立即进行剧烈运动减肥，很可能导致子宫康复变慢并引起出血，严重的还会引起生产时手术断面或外阴切口再度损伤。

一般来说，顺产4～6周后，妈妈才可以开始做产后减肥运动，剖宫产则需要6～8周或更长的恢复期，而且产后减肥应避免高强度的运动。

在便秘的情况下减肥

因为便秘不利于瘦身，所以新妈妈瘦身前应先消除便秘。有意识地多喝水和多吃富含纤维的蔬菜是预防和治疗便秘的有效方法，红薯、胡萝卜、白萝卜等对治疗便秘相当有效。

便秘较严重时可以多喝酸奶和牛奶，早晨起床喝一大杯水以加快肠胃蠕动，每天保证喝7～8杯水。

母乳喂养一定能减肥

母乳是宝宝最好的天然营养食物，喂奶还可以促进新妈妈的子宫收缩，有利于产后恢复。要想减肥，就好好喂奶，因为哺乳可以帮助新妈妈消耗热能，即使多摄取汤汤水水，体重也不会增加很多。但并不是这样就可高枕无忧了，因为过度进食仍不利于产后减肥。

别怕产后抑郁

♥ 产后新妈妈切忌抑郁

产后抑郁是一种非精神性的抑郁综合征。表现症状为：妈妈出现情绪低落、郁闷、不安、内疚、易怒、焦虑、失眠、绝望甚至有轻生的念头等。

如果产后抑郁状态比较轻微，一般无须用药便能安全度过产褥期，但是当妈妈出现严重的产后抑郁时，泌乳素分泌会明显低于正常产妇，而母乳分泌不足将会直接影响孩子的健康成长。

妈妈产后抑郁不仅需要自我调节，还需要家人的帮助，温馨的家庭氛围能很好地防治和缓解产后抑郁。

创建安静舒适的环境：妈妈经历生产后，体力和精力消耗巨大，产后需要有充分的睡眠和休息时间。家人要给妈妈创造一个安静舒适的环境，避免外人的打扰。

帮助妈妈认同母亲角色：有的妈妈总是担心自己照顾不好宝宝，对喂养好自己的宝宝没有信心，这时家人应该主动和妈妈沟通，了解妈妈的内心想法，鼓励她并帮助她照顾宝宝。

营造良好的家庭氛围：家人在生活中不仅要体贴照顾妈妈的起居，还要关心妈妈的心理变化，帮助她树立做好妈妈的信心。

♥ 让哺乳期妈妈保持心情舒畅，是新爸爸的第一要务

妈妈心情好才能产生更多的好奶，可是生活中的一些事情确实会让妈妈

感到心烦意乱，此时，爸爸的作用就显得至关重要了，爸爸要想办法帮助妈妈解决问题，多给妈妈一些鼓励和赞扬，让妈妈保持心情愉快，有利于保证母乳质量。

1.照顾她。不仅要做她的爱人，还要做好厨师、管家、司机等一切妻子和宝宝需要你成为的人。

2.保护她。在亲朋好友，特别是自己的妈妈流露出或表达出对妻子不满的态度或言论时，你应该站出来保护妻子，积极肯定妻子的做法或用心，保护她此时脆弱的情感。

♥ 新妈妈产后易情绪波动，三种方法可调整

很多新妈妈由于在产后不能快速接受角色转换或者因为一些其他因素，情绪上很容易出现波动，这些虽然都是正常现象，但是新妈妈在找到情绪波动原因的同时，还应该学会自我调整。

情绪转移法：在生活中经常会遇到一些不愉快甚至有些棘手的事情，新妈妈不要把精力过多地放在这些事情上，更不要钻牛角尖，否则心情就会越来越沉重。新妈妈们要及时转移自己的注意力，多去想那些能让自己感到愉快的事情。

宣泄倾诉法：心情不好的时候，可以和家人或者好朋友聊聊天，就算大哭一场也没事，只要能把心中郁闷的情绪发泄出来就可以。这也需要家人给予新妈妈充分的理解和支持，帮助新妈妈树立信心、面对各种挑战。

身体锻炼法：产褥期的新妈妈们不要一味地躺在床上什么都不做，应该在自己的身体逐渐恢复了的时候，适当地进行一些体力劳动或体育锻炼，这样可以创造一些快乐的元素。

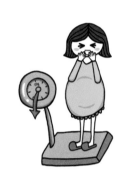

营养瘦孕：
怀孕就要这样吃

封面设计　何　琳
插图绘制　连丽丽
图片提供　海洛创意